全国名老中医王晖四期辨治糖尿病经验

主编　王晖　陈霞波

U0273826

全国百佳图书出版单位

中国中医药出版社

图书在版编目（CIP）数据

全国名老中医王晖四期辨治糖尿病经验 / 王晖，陈霞波主编 . —
北京：中国中医药出版社，2020.12
ISBN 978 – 7 – 5132 – 6431 – 0

Ⅰ . ①全… Ⅱ . ①王… ②陈… Ⅲ . ①糖尿病—中医临床—
经验—中国—现代 Ⅳ . ① R259.871

中国版本图书馆 CIP 数据核字（2020）第 179321 号

中国中医药出版社出版
北京经济技术开发区科创十三街 31 号院二区 8 号楼
邮政编码 100176
传真 010-64405721
廊坊市祥丰印刷有限公司印刷
各地新华书店经销

开本 710×1000 1/16 印张 9.75 彩插 0.25 字数 174 千字
2020 年 12 月第 1 版 2020 年 12 月第 1 次印刷
书号 ISBN 978 – 7 – 5132 - 6431 - 0

定价 49.00 元
网址 www.cptcm.com

社 长 热 线 010-64405720
购 书 热 线 010-89535836
维 权 打 假 010-64405753

微信服务号 zgzyycbs
微商城网址 https://kdt.im/LIdUGr
官 方 微 博 http://e.weibo.com/cptcm
天猫旗舰店网址 https://zgzyycbs.tmall.com

如有印装质量问题请与本社出版部联系（010-64405510）

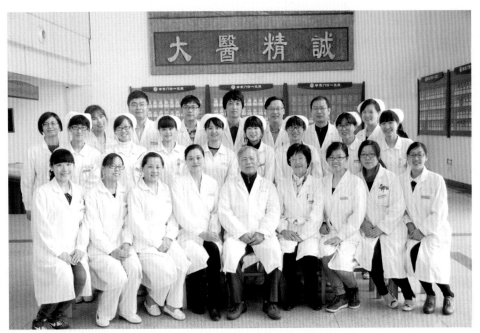

宁波市中医院内分泌科部分成员

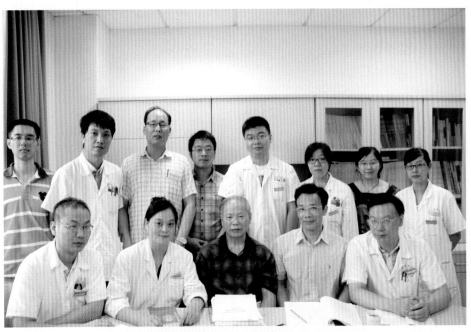

王晖名老中医工作室成员在宁波市中医院研讨

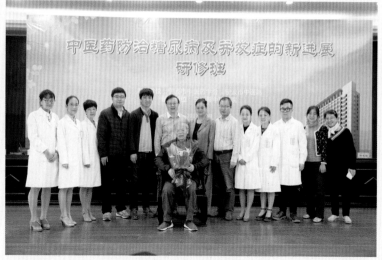

王晖全国名老中医药专家传承工作室宁海站成立仪式（2017）

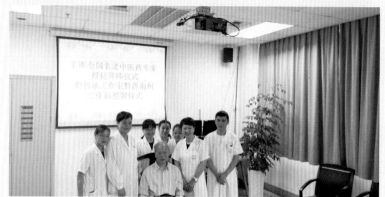

王晖全国名老中医药专家传承工作室贵州黔西南站成立仪式（2018）

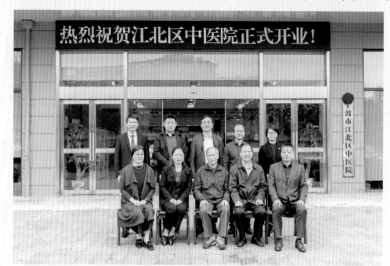

王晖全国名老中医药专家传承工作室江北站成立仪式（2019）

编 委 会

主　编：王　晖　陈霞波

副主编：王建康　周　开　顾颖杰　张　业

编　委：龚文波　陈　靓　唐可伟　杨立波

　　　　范佳莹　苏　琼　金汀龙　徐　程

　　　　王　金

肖序

欣闻《全国名老中医王晖四期辨治糖尿病经验》即将出版，十分高兴。我和王晖先生相识于20世纪80年代末，至今已有30余年。因为同在中医行业，工作上时有交流，在学术上也常常有讨教之处。他长我几岁，以博学、强识、睿智、善良、大度和厚道处世，是我心目中的学习榜样。

王晖先生于1967年毕业于浙江中医学院（现浙江中医药大学）六年制本科，先后担任中华中医药学会理事、浙江省中医药学会副会长、浙江省名中医研究院副院长、宁波市卫生局中医处处长、宁波市中医药学会会长、宁波市中医院院长等，享受国务院"政府特殊津贴"。1996年被评为"浙江省名中医"；2003年被国家中医药管理局确定为第三批全国老中医药专家学术经验继承工作指导老师；2009年中华中医药学会评选王晖名医工作室为全国先进名医工作站（室），王晖先生获得传承特别贡献奖；2011年被国家中医药管理局确定为全国名老中医药专家传承工作室指导老师；2014年全国名老中医药专家传承工作室通过验收，荣获优秀；2018年被评为第二批浙江省"国医名师"，也是宁波市首位获此殊荣的名中医，同年获得宁波市"60位优秀科技工作者"称号。他领衔主持的宁波市中医院内分泌科是国家卫生健康委员会重点临床专科（中医），国家中医药管理局"十一五""十二五"中医重点专科建设单位，浙江省中医药重点学科（创新类）。无论从医从政，王晖先生都是兢兢业业、身体力行，为了其钟爱的中医药事业不遗余力，德术双馨，博得了业内同行的尊重。

王晖先生从事中医临床工作50余年，学贯中西，博采众长，学验俱丰，尤其在《内经》气病理论应用于辨证论治方面有独到的见解。他在国内首次提出糖尿病是一组由真气不足、气化功能失调为始，导致脏腑经络气血瘀滞、阴阳气化逆乱而终的虚实寒热夹杂的内科杂病综合征，并在运用气病理论治疗糖尿病及其并发症等方面独树一帜，取得了显著疗效。近年来，王晖先生年过古稀,仍然笔耕不辍,至今共发表学术论文 80 余篇,主编《气病与糖尿病学》《糖尿病保健新法》《全国名老中医王晖学术经验撷英》《全国名老中医王晖病机类证方验》等 8 部专著。同时,他甘作人梯,精心育才,为岐黄薪火传承,殚精竭虑,倾尽心血,是学生交口赞誉的好老师。

糖尿病是一种严重威胁国民健康的常见病和多发病。即将出版的《全国名老中医王晖四期辨治糖尿病经验》一书,以中医整体观、气病学说为指导思想,病证结合,中西汇通,将糖尿病发病全过程分为原始期、前驱期、消渴期和逆归期四期,并以四期辨治及对五脏五体的并发症的诊治为脉络,构建了比较完整的理法方药辨治体系,此外,是书配以病案,理法方药案互相印证,充分体现了王晖先生治疗糖尿病的经验和实践。中医药学是中华民族的伟大创造,传承精华,守正创新是中医药学走向现代化的必然途径,《全国名老中医王晖四期辨治糖尿病经验》的出版,给我们提供了一种传承创新发展的模式和样板。相信这有助于我们深入发掘中医药宝库中的精华,充分发挥中医药的独特优势,推进中医药现代化,切实把中医药这一祖先留给我们的宝贵财富继承好、发展好、利用好。

浙江省中医药学会
己亥年秋于杭州

自序

　　中医药学传承千年，脱胎于中国传统文化和古代哲学，它以时间为本位，通过观物取象，探索现象本身的规律，研究自然整体层面的象，是一门交融"象数观－形神观－一元观"的原创思维特色和优势的科学。《道德经》云："道法自然，道生一，一生二，二生三，三生万物，抱阴而负阳，冲气以为和。"有形有质的地，无形有质的气，无形无质的神，交互递进，皆不离"气化"二字。气化而生象，气化的生理病理过程即为新陈代谢的始终。

　　随着社会进步，人民生活水平日渐提高，国人的生活方式和饮食结构正在悄然改变，我们在享受生活的同时，也将面临巨大的生存挑战。根据国际糖尿病联盟（IDF）全球糖尿病地图（第9版），我国糖尿病人数约为1.164亿人，65岁以上的糖尿病患者已经达到3550万，是世界第一的糖尿病大国。在2019年，全世界大约有420万成人（20～79岁）因为糖尿病及其并发症而死亡，相当于每8秒就有1人死于糖尿病。作为现代中医，肩负时代重任，幸而国内中医大家传承精华，守正创新，在糖尿病及其并发症治疗方面功若丘山。我虽才疏，更不敢懈怠，涉身杏林五十余载，通过研究气病在糖尿病的发生、发展、演变过程，将其分为原始期、前驱期、消渴期、逆归期。四期论治，皆有不同，一言蔽之，原始期当"三勤"，即"勤测、勤动、勤控"；前驱期当"三到"，即"药到、身到、心到"；消渴期当"三治"，即"治热、治郁、治虚"；逆归期当"三思"，即"思危、思退、思变"。

　　2017年底宁波市卫生计生委为积极响应宁波市委市政府"名城名都"建设要求，开始组织全市首批十个医疗卫生品牌学科申报工作，打造"一院一品"新模式，宁波市中医内分泌诊疗中心有幸入选。这是一个开放包容、多元相通、充满活力、结构合理、以中青年人才为主体的创新平台。在这三年的时间里，我们中西结合，立足临床，反复实践，深入探讨四期辨治的可操作性、有效性和安全性，不断完善四期辨治的框架结构，最终由团队齐心协力整理成书，以期为丰富糖尿病中医诊疗体系略尽绵薄之力。

最后感谢宁波市卫生健康委、市中管局、市中医院领导关心和支持，感谢浙江中医药大学原校长、浙江中医药学会会长肖鲁伟先生作序，感谢宁波市中医内分泌诊疗中心成员的协力整编，感谢中国中医药出版社的大力支持，使此书得以顺利出版。中医学博大精深，云在青天水在瓶，道器结合，形人合一，时空共存，大道归一，方能冲破障碍，拨云见日。

王　晖

己亥年冬月于宁波

编者按

继《全国名老中医王晖学术经验撷英》《全国名老中医王晖病机类证方验》二书后，编者对名老中医王晖诊治糖尿病及其并发症的学术经验和临床诊疗思路进行了进一步整理和归纳，从千余份王晖全国名老中医药专家传承工作室糖尿病诊治的详细记载病案中，抽丝剥茧，去枝删叶，提炼出王师运用"四期辨证"及"五脏五体辨证"治疗糖尿病的学术思想及临证经验，临床的可操作性和实用性非常强。

王师从事中医临床、教学、科研工作五十余载，中医理论功底深厚，学研俱丰，誉满杏林。他在国内首先提出将"四期辨证"及"五脏五体辨证"应用于糖尿病防治中，取得了良好疗效，得到了国内专家的高度认可，推动了国内中医内分泌领域的学术发展。以此学术思想创建和引领了国家临床重点专科（中医类）、国家中医药管理局"十一五""十二五"中医重点专科、浙江省"十三五"中医药（中西医结合）重点学科（创新类）、宁波市中医药重点学科——宁波市中医院内分泌科的建设，以及宁波市首批市级医疗卫生品牌学科——宁波市中医内分泌诊疗中心的创建。

以此为基础，编者每年举办中医药防治糖尿病及其并发症的国家级继续教育班，推广王师的气病理论与糖尿病的辨证模式，并在贵州黔西南中医院、浙江省宁波市宁海县中医院、浙江省宁波市江北区中医院成立王晖名老中医工作分站，拓宽和完善了糖尿病的辨治体系，为中医药治疗糖尿病开拓了新思路，提高了中医药治疗糖尿病的学术地位，并为中医药人才培养起到了引领作用。

王晖全国名老中医药专家传承工作室

2020 年 2 月

目　录

第一章
医事传略

王晖，男，1941年2月生，浙江宁波慈溪人，中共党员。主任中医师，浙江中医药大学兼职教授，浙江省名中医研究院副院长。1967年毕业于浙江中医学院（现浙江中医药大学）六年制本科。1968年9月至1971年6月，任象山石浦人民医院中医内科医师；1971年6月至1987年6月，任宁波卫校（后改为浙江医科大学宁波分校）讲师、中医教研室主任；1987年6月至1995年5月，任宁波市卫生局中医处处长；1995年5月至2001年，任宁波市中医院院长。曾任宁波市政协特邀委员、中华中医药学会理事、浙江省中医药学会副会长、浙江省中西医结合研究会内分泌专业委员会副主任委员、宁波市中医药学会会长、宁波市医师协会副会长、宁波市科协委员、宁波市老年医师协会副会长。历任省、市卫生系统中医药高级技术职称评委，享受国务院颁发的政府特殊津贴。

王师出生于贫苦家庭，2岁丧父，16岁失母，少时便体会到了人世艰辛，在心中播下了行医济世的种子。新中国成立后他被保送读完了3年高中，并以第一志愿考上浙江中医学院（现浙江中医药大学）中医系六年制本科。在校期间，王师如饥似渴地学习专业知识，虚心向老师和专家请教，刻苦钻研中医古籍，打下了扎实的中医理论功底。以优异成绩毕业后，王师保持了对中医理论的钻研精神，并坚持与中医临床密切结合，随时总结提炼行医心得，学术造诣日益精深，尤其擅长"气学"理论研究及应用，在治疗糖尿病、更年期综合征、眩晕综合征、湿温病、情志失调、高脂血症、胆胃病等多种疾病上，有丰富的临床经验，疗效显著，在宁波城乡赢得了口碑。以他为学科带头人的宁波市中医院内分泌科是国家中医药管理局"十二五"中医临床专科建设单位，被浙江省卫生厅评为省中医重点专科。发表论文60余篇，著《气学与糖尿病》《糖尿病保健新法》《企业家常见病中医药防治指南》《体质的中医保健》等专著8部，其中《全国名老中医王晖学术经验撷英》一书获2018年度中华中医药学会学术著作奖三等奖。主持多项省市级课题，获浙江省中医药科技进步三等奖3项。

在漫长的从医生涯里，王师勤求古训，博采众长，手不释卷，身不离临床，擅长医学与哲学的融合、中医与西医的配合、理论与临床的结合。即使在教学、行政岗位，他仍坚持每周2~3次的专家门诊，一方面是为病人解除痛苦，另一方面也使自己对临床有直接的体会，保持对专业的持续钻研，竭尽天使之责。正是得益于比一般临床医生更为丰富的岗位锻炼，使他的思维更为灵活，摆脱了传统中医的门户之见，形成了开明包容、开放融合、开拓创新的心境与风格。他善于学习掌握与中医学科相关的现代西医理论的新兴学说，并用于中医理论的推陈出新和指导临床诊疗。他到病房查房，可以用中西医两套理论分析诊断病情，令资深西医大夫也大为叹服。王师认为，人的生命是非常复杂的，单用中医的宏观观察或西医的微观研究都有失偏颇。未来生命科学的研究方法，应该中西医优势互补、扬长避短，让中医由约至博的归纳领悟思维与西医由博返约的切割还原思维交互融会，才是医学发展的创新之路。

王师是一位在中医领域敢于创新、善于创新的大师。王师主张"主体发展、开放兼容"的中医发展方略，这也为其自身学术创新奠定了基础。气学理论的创新是王师对中医理论的一大贡献。他认为真气是构成人体的基本物质，而由真气运行产生的"气机"和"气化"的功能状态，是人之生命体自我真气开放流通、自我组织演化调节与自我客体环境因素保持升降出入、阴阳自稳的"生、长、化、收、藏"与"生、长、壮、老、已"的全开放系统，因而是人体生命活动的基本特征。而不同脏器的特异气机和气化状态，决定着个体脏器的生理特征，进而指出"气机失调、气化异常"是疾病发生、转归、预后的基本病机，提出"调畅脏腑特异气机，促进气机的功能有序"是恢复健康、促进疾病痊愈的根本方法。这一理论用于糖尿病、更年期综合征、湿温病、情志病、冠心病、高脂血症、眩晕症、胆胃病等病症均获得显著疗效。由他主编的《气学与糖尿病》获浙江省中医药科技进步三等奖。

王师致力于对辨证论治的完善创新，在辨证时强调对主症、次症、或然症、兼夹症、并发症、即时症的关系处理及把握，强调病机决定症状的重要性，提出症状是分析病机的出发点，病机是机体对致病因素发生反应的内在依据，具有运变性、时效性、潜伏性及规律性，进而把病机归纳为基本病机、阶段病机、兼夹病机、潜伏病机、即时病机五大病机。对于一体多病的患者，指出必须始终把握基本病机，动态掌握阶段病机，精心梳理兼夹病机，细心探索潜伏病机，果断处理即时病机。并主张宏观和微观结合、病和证合参的中西医结合辨证方法。坚持中医辨证与西医辨病相结合，尽可能辨人定体、辨病定位、辨证定性、检测定量、科学辨证，增加西医学的学术理论成分。在治疗中，坚持辨证用药与现代药理学相结合，以提高疗效。在遣方用药上，王师创制了许多经验方，如小柴胡汤、桂枝汤、玉屏风散三方相合，定名三和汤，治疗免疫功能低下、内分泌失调、自主神经功能紊乱、体虚感冒等；将四逆散、香连丸、小承气汤三方合用，治疗慢性胆囊炎、慢性胃炎、肠炎；将小柴胡汤与桂枝龙骨牡蛎汤两方相合，治疗更年期综合征、心悸失眠等。还自拟了不少行之有效的方剂，用于治疗慢性支气管炎、慢性咽喉炎、神经官能症、耳源性眩晕等。在药对使用上，王师也独具匠心，出神入化，药性相近者使之相辅相成，药性相反者使之相制相约，运用之妙，存乎一心，往往收到药到病除之效。

王师身怀仁心，手持仁术，视病人为亲人，不分男女老幼，无论贵贱贫富，皆一视同仁。问诊号脉耐心仔细，不急不躁，和蔼可亲，患者如沐春风，病未治而心已安，药未到而病减半。王师的病人，有许多和他成了知心朋友。

王师甘作人梯，诚心育才，桃李满枝。18 年的教师生涯中，他给 800 余名学员授过课，其中有的成为博士、教授，有的成为专家、名医，更多的是成为全市中医学科的中青年骨干。2003 年，王师被国家中医药管理局指定为第三批全国老中医药专家学术经验继承工作指导老师，2006 年获中华中医药学会"全国首届中医药传承特别贡献奖"，2011 年国家中医药管理局又专门成立了全国名老中医王晖传承工作室，通过师徒传带方式，将行医经验传授给年轻一代中医工作者，2018 年王师又被评为第二批浙江省国医名师。王师学识深厚，功底扎实，深入浅出，诲人不倦，为培养中医事业接班人倾注了毕生心血。其思想之深邃、思路之独到、思维之活跃，堪称一代大师，令弟子钦佩。在他的带领下，团队建设日见成效，医疗科研全面开展，事业可望后继有人。可以说，他是一位国家中医药管理局着力建设的"名院、名科、名医"三名工程的优秀实践者。

第二章
中医对糖尿病（消渴）的认识与诊治

糖尿病是一组由多病因引起的以慢性高血糖为特征的代谢性疾病，是由于胰岛素分泌和（或）作用缺陷所引起。长期碳水化合物以及脂肪、蛋白质代谢紊乱可引起多系统损害，导致眼、肾、神经、心脏、血管等组织器官慢性进行性病变、功能减退及衰竭；病情严重或应激时可发生急性严重代谢紊乱，如糖尿病酮症酸中毒、高渗高血糖综合征。

随着社会经济的发展，个体生活方式的改变，糖尿病的发病率逐年升高。2015 年国际糖尿病联盟（IDF）统计：2015 年全球糖尿病患者数已达 4.16 亿，我国成人糖尿病患者数高达 1.16 亿。近 30 年来，我国糖尿病患病率呈快速增长趋势，如今已成为继恶性肿瘤、心血管疾病之后的第三大健康杀手，严重威胁人民群众的生命健康。更为严重的是我国约有 60% 的糖尿病患者未被诊断，而已接受治疗者，糖尿病的控制状况也很不理想。因此，如何进行有效的防治是目前临床面临的挑战。

中医药防治糖尿病及其并发症已有两千多年的历史，早在《黄帝内经》中就有对糖尿病（消渴）的记载。千百年来，各代医家更是总结、积累了多种防治糖尿病及其并发症的治疗方法，疗效显著，深受患者好评。

古代并无"糖尿病"病名，根据症状表现，古代所说的"消渴"很可能就是当代所谓的糖尿病。"消渴"主要表现为口渴、多饮、饮水不解、随饮随消，甚至尿有甜味，或多食易饥，日渐消瘦，与当代临床所见糖尿病"三多一少"症状十分相似。此外，有关消渴，古人还论述了其常见并发症，如《诸病源候论》所谓"其病变多发痈疽"，《黄帝素问宣明论方》所谓"可变为雀目或内障"，《儒门事亲》所谓"多变聋盲、疮癣、痤痱之类"，均与糖尿病慢性并发症表现十分相似，表明消渴在临床表现及病变规律上均与糖尿病有高度一致性。尽管消渴病证与糖尿病不能完全等同，然而古代文献中有关消渴病证的内容在很大程度上代表古人对糖尿病诊治的认识。一方面，古人对消渴核心症状（多饮、多尿、多食、消瘦）的提炼，与当代糖尿病临床表现有很强的一致性；另一方面，古人对消渴的并发症及疾病规律的认识，亦呈现与糖尿病的高度一致性。由此可见，在大多数情况下，消渴所描述的，即是当代所谓的糖尿病。

第一节　病名溯源

"消渴"是指以口渴、多饮、多食、消瘦等为主要临床表现的一类疾病。然而"消渴"一词所指代的病证，在古代并非一成不变，随着时代的发展，其内涵有所变迁；同样，"消渴"一词亦非指代此类疾病的唯一称谓，在不同的时代，有多种不同的病名，只是随着医学的发展，逐渐将"消渴"作为指代这类疾病的固定名称。

古代有关消渴病名的记载，最早可追溯到商周时代。甲骨文中有"尿病"的记载，可能即指此类疾病，然而此后并未见"尿病"的用法。另外，《淮南子》中有"嫁女于病消者，夫死后难复处也"，此处之"病消"盖消渴病证也。以上记载虽不出自医学著作，但从侧面说明古人可能对该病已有认识。马王堆汉墓出土的医书《五十二病方》中有"病胜瘦，多弱（溺），眷（嗜）饮"的记载，十分类似后世消渴的表现。

"消渴"一词，最早见于《素问·奇病论》："有病口甘者，病名为何？何以得之？岐伯曰：此五气之溢也，名曰脾瘅。夫五味入于口藏于胃，脾为之行其精气，津液在脾，故令人口甘也。此肥美之所发也……故其气上溢，转为消渴。"从上述岐伯回复黄帝的言论中可知脾瘅的病因病机和主要症状，以及脾瘅后期可转化为消渴的关系。脾瘅类似于西医学的糖尿病前期，即胰岛素抵抗引起的空腹血糖受损、糖耐量异常而无明显消渴的症状，进而可发展为消渴，即临床糖尿病期。但值得注意的是，"消渴"并非是《黄帝内经》对此类疾病的唯一称谓。对于消渴相关病证，依据病因病机、主要临床表现的不同，尚有"风消""消""消渴""消中""消瘅""肺消""膈消"等七种称谓。

至东汉末年的《伤寒论》《金匮要略》及《神农本草经》，则仅保留"消渴"的说法，既指症状而言，亦有代指此类疾病的意义。如《伤寒论》中云："厥阴之为病，消渴，气上撞心，心中疼热，饥而不欲食，食则吐蛔，下之利不止。""若脉浮，小便不利，微热消渴者，与五苓散主之。"《神农本草经》中云："夫大病之主，有中风伤寒……黄疸消渴，留饮癖食……此大略宗兆。"

西晋著作多是对《内经》及仲景思想不同程度的继承和研究，因此多沿用

《内经》或仲景的用词。如王叔和所著《脉经》作为脉学专著，一方面以张仲景的医学思想为主题部分，保留了大量《伤寒杂病论》的原文，另一方面也收录了少量《内经》关于脉诊的条文，论及消渴相关病证时，大部分来源于仲景原文者称"消渴"，而仅一条来源于《内经》的原文则称之为"消瘅"。东晋陈延之的《小品方》中专设《治渴利诸方》一篇，除主要沿用"消渴"一词外，还有"消利""中消""渴利"等称谓，在该书中，"消渴"一词专指"但渴不利"，"消利"为"不渴而小便自利"，"渴利"为渴而兼利，这种分类方法体现了将消渴进行辨证分类的思想，对后世有一定影响。如隋唐时期，《诸病源候论》以"消渴"一词统领此类疾病，采用"渴利""消利""内消"等说法，奠定了其后至如今的"消渴"作为此类疾病病名的基础。

隋代的《诸病源候论》作为病因病机学专著，其中专设"消渴病诸候"，附八论，这是"消渴"以病名学意义代指此类疾病的标志。"消渴候"云："夫消渴者，渴不止，小便多是也。"然而，除"消渴"外，该书仍采用《小品方》"渴利""内消""消利"等称谓，并对其成因与机理有所论述。《古今录验方》为唐代甄权所著，原书虽佚，但部分内容可从其他的医书引用中窥其一二。《千金要方》引《古今录验方》云："消渴病有三：一，渴而饮水多，小便数，无脂似麸片甜者，皆是消渴病也。二，吃食多，不甚渴，小便少，似有油而数者，此是消中病也。三，渴饮水不能多，但腿肿脚先瘦小，阴萎弱，数小便者，此是肾消病也，特忌房劳。"指出消渴病证可根据其临床表现分为三类：以口渴多饮、小便增多、尿有甜味为主要表现者称"消渴"；以多饮、多尿不明显，而易饥多食为主要表现者称"消中"；以渴而饮水不多，兼见小便增多及肾气亏损表现者称"肾消"。此三分类法，将症状、病机、病位结合起来，对后世分类法产生很大影响。宋代大多沿用《古今录验方》的分类法，可谓上、中、下"三消"分法之雏形。《千金要方》《千金翼方》中以"消渴"作为此类疾病的病名，设"消渴淋闭方"篇，而在《外台秘要》中专设"消中消渴肾消方"一篇。

宋代的《太平圣惠方》设"三消论"一篇，并云："夫三消者，一名消渴，二名消中，三名消肾……一则饮水多而小便少者，消渴也；二则吃食多而饮水少，小便少而赤黄者，消中也；三则饮水随饮便下，小便味甘而白浊，腰腿消瘦者，消肾也。"这是现存中医文献中首次明确提出"三消"之处，为后世上、中、下三消分类奠定了基础。宋代的其他专著如《普济本事方》《严氏济生方》《苏沈良方》等多沿用上述的分类及称谓。

金元时期，刘完素在著作《素问病机气宜保命集》中云："消渴之疾，三焦受病也，有上消、中消、肾消。上消者，上焦受病，又谓之膈消病也，多饮水而少食，大便如常，或小便清利，知其燥在上焦也，治宜流湿润燥。中消者胃也，渴而饮食多，小便黄。经曰：热能消谷。知热在中。法云，宜下之，至不欲饮食则愈。肾消者，病在下焦，初发为膏淋，下如膏油之状，至病成面色黧黑，形瘦而耳焦，小便浊而有脂，治法宜养血。"这里"上消""中消"之称的首次提出，是对《古今录验方》三分法的发展，是首次明确以上焦、中焦、下焦三部病位进行的分类法，也是后世以肺、胃、肾三部位分类消渴的肇端。朱丹溪在《丹溪心法》中首次提出了"上消""中消""下消"的三消分类法，并分别与肺、胃、肾三脏相联系，奠定了以脏腑论消渴的基础。

明代王肯堂在《证治准绳》中对"三消"进一步规范，结合临床表现及病位，将消渴分为"上消""中消""下消"："渴而多饮为上消（经谓膈消），消谷善饥为中消（经谓消中），渴而便数有膏为下消（经谓肾消）。"这种对消渴的规范化分类，一直沿用至清代，对当今仍有一定的影响。

第二节　病因病机

一、病因

中医传承发展数千年，对疾病的认识都是逐渐深入，对消渴病因的认识也不例外。古人对消渴的病因认识如下。

1. 禀赋虚弱

先天禀赋不足，五脏虚弱，元精气血不足，而至精液乏竭，则病消渴。《灵枢·五变》曰："五脏皆柔弱者，善病消瘅。"明代赵献可的《医贯·消渴论》曰："人之水火得其养平，气血得其养，何消之有？"即为此理。

2. 饮食失节

《素问·奇病论》中记载："此人必数食甘美而多肥也……故其气上溢，转为消渴。"《千金要方·消渴》又云："饮啖无度，咀嚼鲊酱，不择酸咸，积年长夜，酣兴不懈，遂使三焦猛热，五脏干燥，木石尤且焦枯，在人何能不渴。"《圣济总录·渴》中曰："消瘅者，膏粱之疾也，肥美之过积为脾瘅，瘅病既成，乃为消中……"均能说明膏粱美酒，长年累月等饮食不节是病发消渴的主要病因之一。

3. 情志失调

《灵枢》中记载："怒则气上，胸中蓄积，血气逆留……转而为热，热则消肌肤，故为消瘅。"《症因脉治》中云："或悲哀伤肺，煎熬真阴，或思虑伤脾，脾阴伤损。"《河间六书》亦云："耗乱精神，过违其度……阳气悍而燥热郁甚之所成也。"《儒门事亲·三消》载："消渴者……耗乱精神，违其过度……之所成也。此乃五志过极，皆从火化，热盛伤阴，致令消渴。"叶天士《临证指南医案·三消》中也说道："心境愁郁，内火自燃，乃消症大病。"情志失调，可致人体气机逆乱，气血阴阳失调，继而脏腑功能紊乱，正所谓"七情动之，内伤脏腑"。情志失调是导致消渴的重要因素。

4. 劳欲过度

房事太过，纵欲过多，精血同源，阴津暗耗，致真水亏虚，则虚火内生，继而消灼阴津，致使阴虚燥热，基本病机已成，而后病发消渴。唐代孙思邈《千金要方·消渴》曰："消渴是由于'盛壮之时，不自慎惜，快情纵欲，极意房中，稍至年长，肾气虚竭'。"《外台秘要·消渴消中》曰："房事过度，劳欲太过，致令肾气虚耗故也，下焦生热，热则肾燥，肾燥则渴。"此皆由房事不节所致。

5. 过服温燥之品

《素问·腹中论》载："热中消中，不可服膏粱芳草石药。"《诸病源候论》载："内消病者……由少服五石，石热结于肾，内热之所作也。"《儒门事亲·三消之说当从火断》："夫石药之药悍，适足滋热，与热气相遇，必内伤脾，此药石之渴也。"上述记载亦从侧面论述了药石亦为病因之一。

6. 外感六淫

《灵枢·五变》云："余闻百疾之始期也，必生于风雨寒暑，循毫毛而入腠理，或复还，或留止，或为风肿汗出，或为消瘅。"认为外感六淫循毫毛入腠理有可能成为消瘅。故把外感六淫亦纳入消渴病因之一。

二、病机

中医对消渴的病机认识大多数以阴虚燥热为主，现代中医学将其总结为阴虚为本、燥热为标为基本病机。包括：热是始动因素，热则伤阴耗气，阴虚是基本病理。两者贯穿整个消渴病的发展进程。阴虚又分肺、胃（脾）、肾三种，肺燥、胃热、肾虚分别对应上、中、下消。其中又以肾阴虚为根本，因肾藏元阴元阳，故肾阴为一身之阴。但古代中医源远流长，考证各类古籍，学术百家争鸣，对于消渴的病机认识亦是仁者见仁，智者见智。

1. 阴虚燥热

《素问·阴阳别论》载"二阳结谓之消"，指出胃肠热结，津液亏虚是消渴病发病的主要机理，结合病人体质分为膈消、肺消、消中，总体注重于消，"三消"之中上焦。仲景继承《内经》学术观点，并加以发挥，在《金匮要略》中从趺阳脉象的浮数来阐述消渴病胃热津伤，阳明燥结病机。

魏晋隋唐以来，医家重视肾阴亏虚，燥热内盛。窦财在《扁鹊心书》中述："消渴虽有上中下之分，总由于损耗津液所致，盖肾为津液之源，脾为津液之本，本原亏而消渴之证从此致矣。"脾源之津、肾源之津均属阴津，消渴之本为阴虚。

金元时期，消渴病阴虚燥热的病机理论逐渐形成。金元时期刘完素提出"燥热怫郁"说，张从正提出"三消当从火断"，李东垣则受《内经》"二阳结，谓之消"的影响，提出"血中伏火"致消论，朱丹溪强调"阳有余阴不足"在消渴病因病机中起重要作用。

明代时期的李梴在其《医学入门·消渴论》中说："热伏下焦，肾亏精竭，引水自救，随即溺下，小便浑浊如膏淋然，腿膝枯细，面黑耳焦，形瘦。"至清代，消渴病阴虚燥热的病机理论得到确立，受到医家的普遍认同。叶天士在《临证指南医案》中曰："三消之症，虽有上中下之分，其实不越阴亏阳亢，津涸热淫而已。"陈士铎《石室秘录》云："消渴之证，虽分上中下，而肾虚而致，则无不同也。"

2. 热毒

虽考宋以前文献，如《内经》《诸病源候论》《千金要方》等论述消渴的内容，揣其文意，其不乏因热毒致消渴的论述，然宋代《太平圣惠方》首次明确提到了"热毒"一词："热毒在内，不得宣通，关膜闭塞，血脉不行，热气蒸于脏腑，津液枯竭，则令心肺烦热，咽喉干燥。故令渴不止，而饮水过度也。"认为其病机为"元气衰虚，热毒积聚于心肺，口苦舌干，日加燥热"。

3. 血瘀

至于瘀血阻滞病机，最早见于《内经》："怒则气上逆，胸中积蓄，血气逆留……血脉不行，转而为热，热则消皮肤，故为脾瘅。"唐容川《血证论》："瘀血在里则渴，所以然者，血与气本不相离，内有瘀血，故气不得通，不能载水津上升，是以为渴。"论述的是血瘀致渴的病机。

4. 脾虚

宋代医家亦有消渴治脾的，《圣济总录》在论述消渴腹胀的病机时就曾指出："脾土制水，通调水道，下输于膀胱，消渴饮水过度，内溃脾土，土不制水。"窦材《扁鹊心书》中也指出："消渴虽有上中下之分，总由于损耗津液所致，盖肾为津液之源，脾为津液之本，本源亏而消渴之证从此致矣。"杨士瀛的《仁斋直指方论》中也认为消中的病机是"热蓄于中，脾虚受之"。

5. 肝郁

清代著名医家黄载坤在《四圣心源·消渴》中曰："消渴者，足厥阴之病也，厥阴风木与少阳相火为表里……疏泄不遂则相火失其势蛰藏。"论消渴从厥阴，五年后著《素灵微蕴·消渴解》再次论述："消渴之病，则独责肝木，而不责肺金。"同朝代医家郑钦安与黄元御持一种观点，《医学真传·三消起于何因》载："消症生于厥阴风木之气，盖以厥阴下水而上火，风火相煽，故生消渴诸症。"清代两位医家首创消渴从厥阴论治，实为先河。

6. 肾阳虚

医圣张仲景《金匮要略》中道："男子消渴，小便反多，以饮一斗，便一斗，肾气丸主之。"可见仲景亦主张消渴从温阳补肾治。唐代《外台秘要》云："消渴者，原其发动，此责肾虚所致也……腰肾既虚冷，则不能蒸于上，谷气则尽下为小便也，故味甘不变。"其中"肾虚冷"视为肾阳虚，王焘认为肾阳虚可产生消渴。明代张介宾分消渴为阴渴、阳渴，言"三消证无不由乎命门者也"，在其《景岳全书·三消干渴》中曰："阳不化气，则水精不布，水不得火，则有降无升，所以直入膀胱而饮一溲二，以致泉源不滋，天壤枯涸者，是皆真阳不足，火亏于下之消证也。"是故阳虚火亏可致消，同朝代医家赵献可《医贯·消渴》中也提出命门火衰而致消渴的观点。

7. 气虚

《灵枢·口问》曰："中气不足，溲便为之变。"《金匮要略》曰："寸口脉浮而迟，浮即为虚，迟即为劳；虚则卫气不足，劳则营气竭，阳脉浮而数，浮即为气，数即消谷而大坚，气盛则溲数，溲数即坚，坚数相搏，即为消渴。"《类证治裁·三消论》："小水不臭反甜者，此脾气下脱症最重。"孙思邈《千金要方·消渴》中说："内消之为病，当由热中所致，小便多于所饮，令人虚极短气，内消者，食物皆消作小便也。"气虚可致消渴，消渴病亦可致气虚。

第三节 历代辨证论治

一、滋阴清热法

针对阴虚燥热基本病机应当滋阴清热。《内经》最先提出胃肠燥热，阴液亏虚的病机，而无具体论治方药。汉仲景方用白虎加人参汤治疗，意在清热生津止渴，继而金元刘河间《三消论》述："三消者，其归于燥热一也。"治拟"补肾水阴寒之虚，而泄心火阳热之实，除肠胃燥热之甚，济人身津液之衰"。朱丹溪认为，治消当"养肺、降火、生血为主"。三消学说自此形成一套以养阴为主的治疗体系。

二、三焦辨治法

李东垣《活法机要》云："消渴之疾，三焦受病也，有上消、有消中、有消肾。上消者肺也，多饮水而少食，大便如常，小便清利，如其燥在上焦也，治宜流湿以润其燥。消中者胃也，渴而饮食多，小便赤黄，热能消谷，如其热在中焦也，宜下之。消肾者，初发为膏淋，谓淋下如膏油之状，至病成而面目黧黑，形瘦而耳焦，小便油而有脂液，治法宜养血以肃清，分其清浊而自愈也。"

元·朱丹溪《丹溪心法·卷三·消渴》曰："消养肺、降火、生血为主，分上中下治。"明·费伯雄《医醇賸义·三消》中曰："治上消，当于大队清润中，佐以渗湿化痰之品，伍用贝母、茯苓、陈皮、半夏、蛤粉之属。""治中消，清阳明之热，润燥化痰，伍用茯苓、陈皮、半夏等。"

明·周慎斋《慎斋遗书》云："口干口渴多饮，消渴也……上消百杯而不止渴，宜清肺……中消熟食而不充饥，或下浓油赤白如豆渣，病亦难愈。尽食多不饱，饮多不止渴，脾阴不足也……下消因色欲而玉茎不痿，宜清肾。"清·程钟龄在《医学心悟·三消》中说："治上消者宜润其肺，兼清其胃……治中消者，宜清其胃，兼滋其肾……治下消者，宜滋其肾，兼补其肺。"

三、活血化瘀法

治消渴用活血化瘀法的理论基础可溯源至《灵枢·五变》"七情致病，怒而气滞，气滞导致血瘀，瘀而化热发为消渴"。晚清医家唐容川在《血证论》中亦有类似理论叙述。活血化瘀法是消渴病临证时的常用法。

四、补肾法

仲景除继承《内经》胃肠燥热致消渴这一观点外，还注重下焦，更发展了肾虚致消渴一说，创肾气丸意在补肾固元，开治消渴补肾之先河。崇补肾观点的还有明代医家赵献可、张景岳、陈士铎等。张景岳首将消渴分阴消、阳消，在《景岳全书·三消干渴》中指出："阳不化气，则水精不布，水不得火，则有降无升……是皆真阳不足，火亏于下之消证也。"认为阴消实为肾水不足，治宜壮水。李梴在《医学入门·消渴》中提出："治渴初宜养肺降心，久则滋肾养脾。盖本在肾，标本肺，肾暖则气上升而肺润，肾冷则气不升而肺焦，故肾气丸为消渴良方也。"《石室秘录》云："消渴之症，虽分上中下，而肾虚以致渴，则无不同也。故治消渴之法，以治肾为主，不必问其上中下之消也。"

五、健脾法

李用粹把补脾作为收功之大法，《证治汇补·消渴》述："五脏之精华，悉运乎脾，脾旺则心肾相交，脾健而津液自化，故参苓白术散为收功之神药也。"周慎斋亦强调以调脾，《慎斋遗书》云："专补脾阴之不足，用参苓白术散米糊丸服。""盖多食不饱，饮多不止渴，脾阴不足也。"

六、补虚泻实法

《景岳全书·三消干渴》："凡治消之法，最当先辨虚实。若察其脉证，果为实火，致耗津液者，但去其火，则津液自生而消渴自止。若由真水不足，则悉数阴虚，无论上中下，急宜治肾，必使阴气渐充，精血渐复，则病必须自愈。"

七、其他

巢元方在《诸病源候论》中论述："先行一百二十步，多者千步，然后食之。"《素问·腹中论》中提出消渴"热中消中，不可服膏粱、芳草、石药"。孙思邈云："夫消渴者，凡积久饮酒，无有不成消渴病者……所慎者有三，一饮酒、二房室、三咸食及呕，能慎此者，虽不服药，而自可无他。"《儒门事亲·三消》曰："不减滋味，不戒嗜欲，不节喜怒，病已而复作。能从此三者，消渴亦不足忧矣。"晋代葛洪所著《肘后方》中首次记载用猪胰治疗消渴病，是为"以脏补脏"思想的萌芽。

第四节 现代辨证论治

一、脏腑辨证

张庚良认为消渴与心火有着密切的关系。他认为心火是病发消渴的重要病因病机之一，并在临床中对辨证属心火的消渴患者采用泄心火之法。心火分实火与虚火，实火表现为口干口渴、心烦失眠、烦躁不安、多汗、口舌生疮、小便短赤、大便干结、舌尖红或舌红、苔黄、脉滑大或左寸滑大而数。实火予以清心泻火、止渴除烦。虚火则表现为口干饮水不多、心烦心悸、盗汗失眠、手足心热、疲乏无力、舌红苔少而干、脉细数，给予滋阴养血、清心安神。并指出辨证时常以脉滑大有力，或左寸滑大，为心火尤盛的主要辨证依据。治疗宜选用入心经、苦寒或甘寒之药，如黄连、竹叶、连翘、牡丹皮、木通等。

刘宏伟等人认为五脏虚弱导致消渴与心主血脉相关，七情内伤导致消渴与心主神志相关，认为消渴病机是以心的功能不足，血虚阴燥为关键，以气虚血瘀贯穿消渴病的始终。瘀血、内热、痰饮为标实，随着疾病的发展阶段各有侧重，对于消渴的治疗，应以补阴活血为主，辅以益气补血、清热化痰。

陈炳等从肝的生理、消渴的病因病机和病位等方面分析，认为论六经，消渴属厥阴病，厥阴是为肝所主；论脏腑，肝为五脏之贼，肝病可致五脏之病，五脏之病亦可致肝病，得出消渴更应从肝论治。并从历代入肝经的药（如乌梅、五味子、黄连、地黄、地骨皮等）及食物（荸荠、乌鸡骨、人乳等）治疗消渴中得到佐证。他将消渴从肝辨证，分为肝气郁结、肝郁脾虚、肝火灼肺、肝火犯胃、肝胆湿热、肝阴不足、肝肾阴虚、厥阴寒热错杂型八证。分别治宜四逆散或柴胡疏肝散、逍遥散或丹栀逍遥散、黛蛤散合泻白散、一贯煎、龙胆泻肝汤、加减复脉汤、滋水清肝饮和乌梅丸或连梅饮加减。

李惠玲等从肝主疏泄，能协调平衡人体气机升降出入运动出发，得出肝失疏泄可致脏腑功能紊乱，可致情志失畅，可致津血运行失常这三个方面来论述，肝失疏泄，气机失调，从而犯肺、克脾、伐胃，或耗肾、伤津、损血或夹痰，使人情志抑郁，最后导致人体气血津液输布失调，病发消渴。

李志奇等结合临证经验探讨调肝理肝在治疗糖尿病各阶段中的应用。将2型糖尿病的发生、发展分为遗传学易感性、高胰岛素血症或胰岛素抵抗、糖耐量低减、临床糖尿病这四期，初期即一、二期主用调肝疏肝理气之法，三、四期后主用清肝泻肝之法，糖尿病中后期主用养肝阴肝血之法。

刘振杰等通过消渴从脾胃论治的文献溯源，认为是脾虚、胃实（热）这一矛盾病理消长的结果，脾虚与胃实同时存在。糖尿病早期脾胃虚弱，胃实尚未化火；典型期胃火盛，脾虚益甚，肠胃功能失调；并发症期以脾虚燥热，多脏腑受累，百症由生为特点。而脾虚胃强（胃热）贯穿糖尿病的各个时期，在糖尿病的发生发展中起着重要的作用。治疗上以扶脾抑胃为主，用白虎人参汤加减，根据脾虚胃强这一矛盾的主次，兼顾病程分期，或健脾或清胃。早期以健脾为主、清胃为辅；中期以清胃火为主而辅以健脾；后期以脾胃兼顾，滋阴润燥，加以辨证施治，并在临床中取得了较好的疗效。

李玲亦从脾胃论治做综述，从脾的病理生理特点，饮食失节、五脏柔弱、情志失和的病因，脾气虚弱和脾阴虚的病机得出脾气虚弱、湿邪以及陈气蓄积、脾阴虚是糖尿病的主要病机，脾胃功能失常为糖尿病重要的病理环节，脾胃失常关系到糖尿病发生、发展与转归。

向文政等认为肾藏元阴元阳，是人体先天之本。肾的阴阳失调是消渴病的根本原因。肾阴充足，可滋肺胃之阴，肾阴亏虚，阴虚火盛，金水无源，肺金受损，则水液代谢失常，直趋而下成小便数；肾阴虚火旺，虚火可灼胃，胃热而消谷。肺燥、胃热、肾虚三者并存，相互作用相互影响，但以肾虚为主。消渴的病机演变也跟肾有密切关系，治病要求本，最后指出调补肾中阴阳，使阴以配阳，阴阳平和方是治疗消渴的大法。

二、气血津液辨证

岳新认为调气法在消渴病的治疗中发挥着至关重要的作用。气机失调是病发消渴的关键。脾气虚、肝气郁、气滞血瘀等都因气机失调而致，故气机失调贯穿糖尿病发生发展的始终。无论是健脾补气、疏肝理气、滋阴益气、温阳益气还是行气散瘀均是针对气机失调的具体辨证治法，总之调理气机是消渴治疗的根本方法。

金伟孝等从精气（阴、阳）的来源、通路和动力三个方面分析人体正常的精气化生运动及代谢，得出其中任一个环节异常，均影响精气的化生及转化，最终则可致消渴。气化作用不足，阴精失于气化，从而不能濡润机体，继而导致水谷精微不能上承于肺，则表现为上消；脾胃气虚，脾运不足，精气生化不足，从而中焦失于濡润，则表现为中消；膀胱气化失司，则精津直涌而下，表现为下消。从而认为"精不化气"是消渴病根本病机之一，在临床中治疗消渴以"温阳、通经、促进精气转化"为原则，收效满意，并由此延伸出"阳非不足，阴不化阳"的观点。

三、病因辨证

陈娟等分别从热毒、瘀毒、痰毒、湿毒这四个方面论述由"毒"致糖尿病的病因病机观点，认为热、瘀、痰、湿四者既是消渴发生的重要病因，也是消渴发展变化的病理基础，导致变证百出。这四者既能单独致病，又可相兼为患。

董耀民认为消渴病当从瘀论治。首先《内经》中即有论述气滞血瘀可致消，而后病发消渴日久，无论气虚、气滞、阴虚还是火热均可致瘀，瘀是消渴后期病变的关键因素。故临床治疗消渴当活血化瘀，临证在活血化瘀的同时气虚者补气，气滞者理气，夹痰则化痰。

王永山认为虚为百病之源，正气不虚，邪不可干。虚实内在因素，脾肺肾虚故而水津代谢失常，水液不循常道，中焦不运则郁而生湿，继而痰自内生，久病入络而生瘀。痰、湿、瘀为虚的病理产物，而后又反作用于虚，是消渴病的四大关键病机，致使消渴病情胶着难愈。

四、八纲辨证

刘玲等从八纲虚实辨证论治消渴，总结从虚论治可分脾虚、肾虚、气阴两虚以气虚为主、阴阳两虚，从实论治分痰湿致消、血瘀致消、胃热致消、肝郁致消。

刘志龙等认为真阳元气虚弱是导致消渴病的主要病机之一，认为消渴患者一定时期表现的"三多一少"的症状，是标实的表现，究其本因，应属机体阳虚脏腑虚弱，无以推动脏腑。又阳气不足的病机分心阳不振，血脉阻滞；脾阳不足，水饮不化；肾阳亏耗，命门火衰，治宜温补心阳、活血通络、温阳健脾以及温补肾阳。

五、六经津液辨证

汪剑认为消渴为津液病证，病机为津液的不足与不运致水津不足或津液不能输布，在论治上推崇清代医家柯琴的"六经为百病立法"，受此启发，临床以仲景《伤寒论》六经辨证结合津液辨证，以六经津液辨治消渴病，以阴阳为纲，三阳消渴多见实证、热证，三阴消渴多见虚证、寒证，实热证、虚热证的消渴即为阳消，虚寒证消渴是为阴消。阴消、阳消条目下再分六经，具有执简驭繁的特点，能够灵活发挥经方用以治疗消渴。六经与津液辨证合用，再结合后世方，能弥补六经辨证的局限以及经方的不足，可更好地发挥六经辨治消渴的长处。

六、三焦辨证

张皞珺指出三焦功能失调是消渴的主要病机。三焦是水液运行之通道，为五脏元气运行之通道，《景岳全书》述："三消之病，三焦受病也。"中医素以整体论病证，三焦气机失调，燥热怫郁，上中下焦互为影响。故三焦从病位病机上看，在消渴中都占有重要地位。得出消渴论治需从三焦出发，且引葛琳仪之宣畅三焦气机，临证在养阴的同时多伍以辛润。

七、其他

仝小林在认识糖尿病上，第一重视人、肉人、脂人这三种关于体质的分法，来对应糖尿病病人的体型；第二重视患者舌底脉络形色的观察，以此来分糖尿病患者的病程和虚实，并与糖尿病的眼底病变来互参。治疗糖尿病方面，还认为现代有了西医西药的介入，使得 2 型糖尿病的辨证用传统的"三消辨证"已不再适用，而在临床上用"郁、热、虚、损"这四个阶段分阶段来论治，该四个阶段分别对应糖耐量降低、临床诊断糖尿病期、糖尿病合并轻度并发症期及重度并发期。"郁"与"热"为早期，治疗以开郁清热、苦酸制甜；"虚"和"损"为晚期，治疗以清热活血兼以益气养阴。总结其治疗五大法为，治标以苦酸制甜，治本以消膏降油，郁则用畅治以辛开苦降，热则清热治以开郁清胃，重视全程治络以辛香通滞，选方上善用经方。"郁"期善用厚朴三物汤、四逆汤、小陷胸汤。"热"期善用大柴胡汤。"虚""损"等后期多用麦门冬汤、百合地黄汤、大黄附子汤。通络则参以抵当丸或大黄蟅虫丸加减。用药方面，人称"仝黄连"，黄连的现代化学成分研究考证主要含小檗碱（即黄连素）、黄连碱、甲基黄连碱等，可用以降糖、改善炎症、抗氧化等。他详考仲景《伤寒论》，还原当时的用药剂量，针对"郁"和"热"期中焦胃热的病机特点，运用大剂量黄连，少则 15g，多则用 120g，以降血糖缓解症状，临床获良好疗效。

林兰教授创立糖尿病三型辨证理论，将糖尿病辨证分为阴虚热盛、气阴两虚、阴阳两虚三型。三型辨证反映了糖尿病早、中、晚三个阶段。其中阴虚热盛型病程短、病情轻、并发症少而轻，表现为以胰岛素抵抗为主的早期阶段，治以清泻肺胃、生津止渴的白虎汤和消渴方加减；气阴两虚型病程较长、发病年龄较大、有诸多较轻并发症，表现为胰岛素抵抗为主的中期阶段，为糖尿病病情转机的关键证型，治以益气养阴的生脉散加减；阴阳两虚型病程长、年龄较大、并发症多且严重，表现为胰岛功能衰竭，为糖尿病晚期阶段，治以滋阴温阳，以右归饮加减。三型演变符合西医学将糖尿病分为胰岛素抵抗、胰岛 β 细胞功能紊乱、β 细胞功能衰竭的规律。

吕仁和教授等依据《内经》理论，将消瘅分为脾瘅、消渴、消瘅三期。脾瘅期除了糖尿病前期，还包括代谢综合征；消渴期指糖尿病无并发症和伴发病期；消瘅期类似糖尿病并发症和伴发病期。脾瘅期常见：阴虚肝旺证用养阴柔肝汤；阴虚阳亢证用滋阴潜阳汤；气阴两虚证用益气养阴汤。消渴期常见：阴虚热盛证用养阴清热汤；气阴两虚证用益养活血汤；肝胆郁热证用舒肝清热汤；胃肠热结证用清泄二阳汤；湿热困脾证用清化湿热汤；肺胃实热证用清泄实热汤；热毒壅盛证用清热解毒汤。消瘅期则是在以上各期基础上出现了并发症，临床进行辨证治疗。

第五节　治疗药物

从历代本草学著作来看，记载治疗"消渴"的药物数量呈上升趋势：《神农本草经》载药 10 味，《本草经集注》载 58 味，《新修本草》载 68 味，《证类本草》载 129 味，《本草纲目》载 199 味。综合各医书记载，截至清代，共计 202 味。通过对这些药物归纳可发现，从药物分类来看，植物类药物最多，其次为动物类、矿物类。从药物五味来看，甘味药最多，其次分别为苦、辛、咸、酸味药。从药性来看，平性药最多，其次分别为寒性、温性、凉性，热性最少。从药物毒性来看，绝大多数为无毒药。从药物功效来看，以养阴药和清热药为最多，其次分别为利水药、行气药、补气药及化湿药。

林建佑收集明清以前治疗消渴的相关方剂共 324 首，包括丸、汤、散、膏、丹等剂型，共涉及中药 176 味，通过建立数据库并录入，分析得出其中使用频次在 50 次以上的药物有麦冬、天花粉、人参、知母、黄连、石膏、茯苓、生地黄、山药、甘草、黄芪、葛根、五味子、丹皮、黄芩、熟地黄、泽泻、苦参、桂心、升麻、菟丝子、栀子、牡蛎、地骨皮、石斛、玄参、附子、芍药、枸杞子、黄柏、鸡内金、龙骨等。

林静通过收集古代及近现代医家的医案并基于此做的统计分析得出高频量的药物有枸杞子、山药、黄芪、麦冬、熟地黄、甘草、白术、石斛、党参、当归、白芍、沙参、人参、玉竹、生地黄、天花粉、知母、玄参、丹皮、石膏、黄连、黄柏、赤芍、黄芩、茯苓、泽泻、山茱萸、五味子、葛根、柴胡、苍术、丹参、陈皮、牡蛎等。

古代中医治疗糖尿病主要用药有枸杞子、麦冬、天花粉、山药、黄芪、葛根、熟地黄、甘草、石斛、黄连、黄柏、黄芩、人参、生地黄、白芍、牡蛎、丹皮、玄参、茯苓、泽泻、五味子、知母等。

第三章

气病学说与西医学的关系

第一节　中医气化学说与西医的代谢学说
在生理上具有共同性

一、气具有物质和功能两种属性

《内经》中的气具有物质和功能两种属性。如《灵枢·决气》说："上焦开发，宣五谷味，熏肤、充身、泽毛，若雾露之溉，是谓气。"以"雾露"来形容气的存在，说明它具有物质性，以"熏肤、充身、泽毛"来阐明气具有功能性。

气具有物质属性。气学理论是中医学的基本理论之一。这一理论渊源于中国古代的哲学概念。中国古代朴素唯物主义认为，气是构成世界万物的最基本物质，宇宙间的一切事物都是由气的运动变化而产生的。如《周易·系辞》说"精气为物"，《论衡·自然篇》说"天地合气，万物自生"，《荀子·王制》说"水火有气而无生，草木有生而无知，禽兽有知而无义，人有气有生有知亦且有义"，意为水火的物质有气但不能生成，草木有气能生长而无知，禽兽虽然有气有知觉，但没有道义，而人则有气有生机，同时还有智慧并明道义。这就是承认物质性的气是世界的本原认识，也是人与其他生物不同的说明。古代哲学家老子也曾高度概括地说："万物负阴而抱阳，冲气以为和。"气附于阴的为阴气，气附于阳的为阳气，阴与阳对立统一的中间动因即为气。

古人认为世界一切有形的东西既然都来源于气，人也就不例外。《庄子·知北游》说："人之生，气之聚也；聚则为生，散则为死。"《管子·心术下》说："气者身之充也。"王充《论衡·论死》做了比喻的说明："气之生人，尤水之为冰也水凝为冰，气凝为人。"中医学在其发展过程中，把哲学上"气"的概念引用到医学领域中来，作为中医理论经典著作的《内经》，有关气的概念贯穿于全书的各个方面，占有特别重要的地位。《内经》阐述了气是构成人体的基本物质，并以气的运动变化来说明人的生命活动和病变机理。如《素问·宝命全形论》说："人以天地之气生。""天地合气，命之曰人。"《素问·六节藏象论》又说："天食人以五气，地食人以五味……气和而生，津液相成，神乃自生。"即说明气是构成人体和维持人体生命活动的最基本物质，如肾脏之精气、水谷之精气、自然界清阳之气。这是气的物质属性。

气具有功能属性。气具有活力很强的不断运动的特性，对人的生命活动有激发、推动等作用，如五脏六腑的生理功能、经络的生理功能，就是由五脏之气、六腑之气、经络之气的运动变化，产生能量转化作用表现出的生理活动。《难经·八难》说："气者，人之根本也。"分布于人体不同部位的气，各有其功能特点，概括起来主要有以下几个方面：

一是推动作用。"气为血之帅，血随之而运行"（《血证论·吐血》），血为气之配，气升则升，气降则降，气凝则凝，气滞则滞。津液的输布和排泄赖气的推动，气行则水行，气滞则水滞。气这种动力作用，是由脏腑之气所体现的，如人体的生长发育和生殖功能，依赖于肾气的推动；水谷精微的化生赖脾胃之气的推动。当气的推动作用减弱时，可影响人体的生长、发育，或出现早衰，亦可使脏腑、经络等组织器官的生理活动减退，出现血液和津液的生成不足，运行迟缓，输布、排泄障碍等病理变化。

二是温煦作用。《灵枢·本脏》："卫气者，所以温分肉，充皮肤，肥腠理，司开阖者也……卫气和则分肉解利，皮肤调柔，腠理致密矣。"指气有温暖作用，故曰"气主煦之"（《难经·二十二难》）。人体的正常体温，依靠卫气的温煦来维持，脏腑、经络也要赖气的温煦而发挥正常功能。其功能发生障碍时，即气虚而温煦功能减退，可出现畏寒肢冷、脏腑功能衰退、脉迟等寒性病理变化。

三是防御作用。《素问·痹论》："卫者，水谷之悍气也，其气慓疾滑利，不能入于脉也，故循皮肤之中，分肉之间，熏于肓膜，散于胸腹，逆其气则病，从其气则愈，不与风寒湿气合，故不为痹。"气能护卫肌表，防御外邪入侵，邪既入，气又能与病邪做斗争，驱邪外出。其功能减弱时，就会导致平素易感冒，患病后难以痊愈。故曰："正气存内，邪不可干"（《素问·刺法论》），"邪之所凑，其气必虚"（《素问·评热病论》）。气是维持人体生命活动的物质基础，气盛则人体脏腑经络的机能旺盛，人体脏腑经络机能旺盛则抗病能力旺盛，即正气强盛。"气得其和则为正气，气失其和则为邪气"（《医门法律·先哲格言》）。气的防御作用主要在未病先防，抵抗邪气入侵；另外主要在既病防变过程中，即在正邪交争中驱邪外出。

四是固摄作用。"阴阳匀平，以充其形，九候若一，命曰平人"（《素问·调经论》）。"凡阴阳之要，阳密乃固……阳强不能密，阴气乃绝"（《素问·生气通天论》）。"在上者在表者皆宜固气，气主在肺也；在下者在里者皆宜固精，精主在肾也"（《景岳全书·新方八阵略引》）。气能控制血液循环而不使其溢出脉外，控制汗液、尿液、津液、精液的正常排泄。其功能障碍时，就会导致体内有形液体的丢失，如出血、自汗、多汗、多尿、流涎、泄泻、滑精、早泄、滑胎等气不固人体体液的病理表现。

五是气化作用。主要包括自然界和人体两方面的气化。① "岁候，其不及太过，而上应五星……承天而行之，故无妄动，无不应也。卒然而动者，气之交变也，其不应焉。故曰：应常不应卒。此之谓也。帝曰：其应奈何？岐伯曰：各从其气化也"（《素问·气交变大论》）。"少阴司天为热化，在泉为苦化，不司气化，居气为灼化"（《素问·至真要大论》）。②《素问·阴阳应象大论》说："味归形，形归气；气归精，精归化；精食气，形食味；化生精，气生形……精化为气。"这里主要谈人体内气化的生命过程，即通过在气的作用下，脏腑气血的功能活动，不同物质之间的相互转化，相当于西医学的物质的新陈代谢，以及物质转化和能量转化等内容。人体脏腑功能、气血津液代谢等均属气化表现，但其气化的模式各有不同，就脏腑而言，人体脏腑各有其特异气机，表现为不同的气化模型。心藏神，其华在面，其充在血脉，心气充足则血脉充盈，面色有华，神志清明，心气入敛则化赤生血、养神内守，心气降达则下温肾水、水火互济。肺主气舍魄，通调水道，其华在毛，其充在皮，肺气升宣则发散卫气，水津四布，泽润皮毛；肺气肃降则津液润降，水道通利，下归于肾，膀胱气化，金水相生。肺气升降有序，则呼吸通畅，吐故纳新，化生精气，阴魄归舍，形体能安。肝藏血舍魂，主疏泄，肝之气化有收敛和疏泄两端；肝气收敛，血有所藏，化生血气，则魂有所持；肝气疏泄，全身气机升发，助脾胃健运，资气血畅达，而濡养筋脉。脾之气化能运化水谷而成气血生化之源，脾气主升，散精于肺，奉心化赤为血，灌溉四旁，营养五脏六腑、四肢百骸、九窍。肾藏先天后天之精，纳脾肺之水谷清气而化肾精，肾精气化而生肾气，肾气升发推动全身气化。此外，胃气气化能腐熟水谷、传化糟粕，小肠气化能分清泌浊，膀胱气化则小便能行，凡此种种，每个脏腑的气化模式均有其特异性和规律性。可见脏腑特异之气的气化决定了脏腑各自的生理功能。而每个脏腑气化模式的有机结合，承制相辅，构成了五脏六腑的整体藏象气化模式，即由精、气、神构成的活体生命模式，从而决定了机体全身的生理功能。其气化功能障碍时，则影响整个物质代谢过程，就会出现精、气、血、津、液的代谢异常，产生痰、瘀、湿、浊、饮等病理产物。由此可见，气化是人体最基本的生命过程和特征。

六是调和作用。《灵枢·营卫生会》曰："人受气于谷，谷入于胃，以传与肺，五脏六腑皆以受气，其清者为营，浊者为卫，营在脉中，卫在脉外，营周不休，五十而复大会。阴阳相贯如环无端。"总的来说，气能调和人体阴阳的平衡。如果气的调和作用障碍，则会影响人体正常的阴阳平衡协调，就会出现诸如上热下寒、外热内寒、四肢厥逆、阴阳虚损难复等病变。

凡属人体生理方面的气，统称为"真气"，它既是构成人体的基本物质，又是生命活动的动力源泉。如《灵枢·刺节真邪》曰："真气者，所受于天，与谷气并而充身者也。"指出真气是由先天父母之精气与后天水谷之精气及大自然天阳之气三者生化而成，真气是人体赖以存在的所有之气的总称。因此，李东垣在他的《脾胃空则九窍不通论》中对真气解释说："真气又名元气，乃先身而生之精也，非胃气不能滋之。胃气者，谷气也，荣气也，运气也，清气也，卫气也，生气也，阳气也，又天气、地气、人气，乃三焦之气，分言之则异，其实一也，不当作异名而观之。"喻昌在《医门法律》中亦认为"人之所赖，唯此气耳，气聚则生，气散则死"。以上两家都认为人体之气，合而言之为真气，概括了整个机体的物质基础和生理功能；分而言之则又有各种不同的名称。由于这种气的升降出入，运行不息，无处不到，起着"充身"的作用，因此它是人活体生命的基本特征。

真气在运行过程中产生了气、血、津液的代谢过程。如《灵枢·营卫生会》说："人受气于谷，谷入于胃，以传于肺，五脏六腑皆以受气。"《素问·经脉别论》说："食气入胃，散精于肝，淫气于筋。食气入胃，浊气归心，淫精于脉；脉气流经，经气归于肺，肺朝百脉，输精于皮毛；毛脉合精，行气于府；府精神明，留于四脏，气归于权衡……饮入于胃，游溢精气，上输于脾；脾气散精，上归于肺；通调水道，下输膀胱；水精四布，五经并行。"可见，真气的生成、运行、变化，贯穿于气、血、精、津液的代谢全过程。真气的运动而产生的各种变化叫作气化，气化有两种含义，王师认为，其气化理论至少包含三方面内容。其一为天地之气的运动变化，诸如运气学说以气化说明天地阴阳五行之气的运动变化，如《素问·五常政大论》云："根于外者，命曰气立，气止则化绝。"其二为生命活动中气、血、津液、精的各自新陈代谢及其相互转化，如《灵枢·营卫生会》云："人受气于谷，谷入于胃，传于肺，五脏六腑皆以受气。"其三指脏腑的某种功能活动，如《素问·灵兰秘典论》云：膀胱"气化则能出矣"。《素问·六微旨大论》对"气化"认识为："出入废则神机化灭，升降息则气立孤危。故非出入，则无以生长壮老已；非升降，则无以生长化收藏。是以升降出入，无器不有。"所以气化乃是机体最基本的生命活动，气化功能包括了西医学中的"代谢"概念。

二、气化功能包括了西医学中的代谢概念

随着西医学的涌入国门，至晚晴时期，中西医汇通学派认为，气化是与西医学的实质观点相对应的概念，是用来表达中医学的生命功能的模式。气化过程，是能量代谢与物质转化的过程。

《素问·阴阳应象大论》："味归形，形归气，气归精，精归化。精食气，形食味，化生精，气生形。"《素问·经脉别论》："食气入胃，散精于肝，淫气于筋。食气入胃，浊气归心，淫筋脉于脉……输精于皮毛。""饮入于胃，游溢精气，上输于脾。脾气散精，上归于肺，通调水道，下输膀胱，水精四布，五经并行……"强调了食、饮的气化过程。人体是一个与环境之间有物质交换和能量传递的开放体系，在生命活动中，机体所利用的能量来源于光能转化为化学能的化学物质的分解代谢，将能量再释放促进机体功能的完成，使机体始终处于动态平衡的"气化状态"。在这一状态中，自由能来源于机体内生物氧化所释放。蛋白质、脂肪、糖等作为自由能储存的表现实物，在体内参与氧化反应，最终以高能磷酸化合物如 ATP 形式储存于细胞核、细胞质、线粒体内。当机体在做功时，ATP 即被水解，释放能量并表现为功能的完成。自由能的代谢伴随着生命的始终，"气化"体现于生命的全过程。

从西医学角度看，糖、蛋白质、脂肪、水、电解质这些物质既是构成人体的基本物质，其代谢所产生的能量又是维持生命活动的原动力，这种物质和生理功能的二重性符合中医气的基本概念，促进蛋白质、糖、脂肪、水、电解质代谢的各种酶、内分泌激素（如胰岛素、甲状腺素）等精微物质是由不同脏腑、组织的气化生而来，亦属气的范畴，由于这些物质各具有特殊的功能，因此可分为不同脏腑特异之气。脏腑特异之气是真气在气化过程中物质和功能之间转换所必需的各种参与介导物质，一旦脏腑特异之气的参与介导关系失调，功能异常，即可导致真气不足，气化功能异常，而出现气的病理状态。

第二节　中医气病与西医学的代谢失常在病理上具有相关性

一、真气不足

真气既是构成人体和维持生命活动的最基本物质，又是人体活动的功能状态。在《素问·离合真邪论》中说："真气者，经气也。"指出真气即经络之气。

经络是真气运行的道路，真气是经络活动的实质。真气有先天和后天之分。先天之气是一出生就决定的，是由元精化生出来的，来源于父母生殖之精，所以也叫元气。人在生命过程中，元气会不断被消耗，因此需要后天之气，即水谷精微所化生的气血不断地给予充养先天之气，才能够化源不绝。若机体先天禀赋不足，伴有肝肾亏虚等症状与体征，直接提示先天之气不足，是真气不足最为关键的一面。若脾胃后天之本者，不能化生较充足的水谷精微转化成气血，反而会内生痰湿、水饮等中医病理产物，阻碍后天之气充养先天之气，间接导致真气不足。所以《灵枢·刺节真邪论》载："真气者，所受于天，与谷气并而充身者也。"即言真气来源于先天父母生殖之精，又赖于后天水谷清气的充养。西医学中的糖尿病，病因主要包括遗传因素和生活环境因素。具体来说是其与糖尿病内存遗传基因和免疫功能缺陷，外受环境和生活习惯因素干扰而发病的理论相吻合，从而提出了糖尿病发病的原始病机为真气不足。在饮食和生活习惯等不良环境因素影响下，既可因脏腑失养而致气机怫郁，由郁化热，热而成燥，因燥伤津，而以其气机失调为本、燥热为标；又可因脏腑虚羸气化乏源，进而阴液受损，导致气阴双亏或阴阳双亏，而以气虚为本、阴虚为标。所以，可以认为，阴虚燥热乃是气病所致的病理表现，即所谓"标"，其"本"实乃真气不足，气化失常，气机失调。

从西医学角度看，糖、蛋白质、脂肪、水、电解质这些物质既是构成人体的基本生物活性物质，其代谢所产生的能量又是维持生命活动的原动力，这种物质和生理功能的二重性符合中医气的基本概念，促进蛋白质、糖、脂肪、水、电解质代谢的各种酶、内分泌激素，如胰岛素、甲状腺素等精微物质是由不同脏腑、组织之气化生而来，亦属气的范畴，由于这些物质各具有特殊的功能，因此可分为不同脏腑特异之气。脏腑特异之气是真气在气化过程中物质和功能之间转换所必需的各种参与介导物质，一旦脏腑特异之气的参与介导关系失调，功能异常，即可导致真气不足，气化功能异常，而出现气的病理状态。

二、气化功能障碍

疾病的发生与发展变化，从某种意义上来说，既是气化异常的表现过程，又是脏腑组织气机升降出入运动失调的反映。所以，气化功能是否调畅，是分析病理变化的基本点。如《素问·举痛论》在分析九气为病时说："怒则气上，喜则气缓，悲则气消，恐则气下，寒则气收，炅则气泄，惊则气乱，劳则气耗，思则气结。"不论是内伤七情，还是劳倦寒热，多因气机不畅而为病。又如《丹溪心法》说："郁者，结聚而不得发越也，当升者不得升，当降者不得降，当变化者不得变化也，此为传化失常，六郁之病见矣。"指出升降失常，变化失司，是产生诸郁证的根本原因。脾胃气机升降失常，更易产生多种疾病，如《素问·阴阳应象大论》说："清气在下，则生飧泄；浊气在上，则生䐜胀。此阴阳反作，病之逆从也。"《吴医汇讲》又说："升降失宜，则脾胃伤，脾胃伤则出纳之机失其常度，而后天之生气已息，鲜不夭札生民者已。"脏腑气机升降出入失常是产生脏腑病变的根本原因。如心之气化不及则不能化赤生血，血脉行盈不利，血不养心，神失所养则昏聩不明，血不养肝则肝失其藏，血气无依，怒行于上，肾水不得心气温煦而上泛为害。肺之气化不及，精气难以化生，气魄不足而俯仰难安，肾精不得充养，金损及水。肝藏血，化生血气，肝之气化不及，血气虚弱，则气血郁结，遇事优柔；肝之气化不及还表现为肝之疏泄不及，血气内生，疏达周身，则气血调畅，若肝失疏泄，血气内郁，则血气躁动，变生急怒。脾之气化不及则气血化生失源，肾之气化不及则精气难生，肾气不固，遗尿遗精，生长发育迟缓。

五脏气化失常还表现为本脏的气机升降出入失常，这种本脏的气机王师称之为"五脏特异气机"。如寒、痰、瘀、饮等病理因素阻滞心脉则可见心气不利，变生胸痹、心悸等症。外邪、痰湿等阻碍肺之气机，则肺气宣发肃降失常，作咳作喘，卫气不能宣散以固表，津液不能输布四旁而皮毛枯槁，水道不利，津液不能润降，小便不行随之可见。肝之气机失常，则土失其健，成满成泄，气血失畅，成瘀成滞。肾气遏抑不发，人体气化随之而弱，生理机能减退，在女子则冲任不调，月事不至。本脏气化不及可致本脏特异气机失常，本脏特异气机失常更可为本脏气化不及之因，二者可以单独存在，但更多为相伴而见。

"六腑者，传化物而不藏，故实而不能满""六腑者，所以化水谷而行津液者也"，六腑以通为用，其气化失常多表现为本腑气机不畅，升降出入太过或者不及均有表现。如胃气失和降则生痞满嗳气，胃中燥热，传化太过则消谷善饥。五脏六腑互为表里，六腑的气化功能基本可以纳入五脏的气化功能之中，其气机异常也多与五脏气机异常相关联。所以人体的生命全息运变模型实际是以五脏气化模型为五个中心组成的有机整体，五脏气化互相联系、互相影响，可见本脏腑气化失常，也可见本脏腑与他脏腑气化同时失常。如心之气化不及，生血不足，血不养心的同时可出现血不养肝、肝失所藏，脾之气化不及，气血生化乏源，又可影响心之气化，等等。气化失常，成为疾病潜伏的预期和疾病发生发展的根本动因。故《读医随笔》说："升降出入者，天地之体用，万物之橐籥，百病之纲领，生死之枢机也。"

三、气血津液运化失常与脏腑功能失调

所以说，人体脏腑气机升降出入运动，是维持人体与外界环境以及体内各脏腑之间阴阳平衡的重要因素，脏腑经络、营卫气血无不赖其联系。脾为生痰之源，中焦脾胃运化水液及谷物，一旦其气化功能减退，内生湿邪，湿聚为痰，或湿郁化热，热炼液为痰；肝气郁结，气机不畅，痰湿亦可阻滞气机，血缓日久成瘀；也可外感表证治疗不当或失治，慢慢演变为脏腑功能失调；而浊邪为痰、湿、瘀三者相兼而有余之邪。"化失其正，则脏腑病，津液败，而血气即成痰涎"，总之，一旦气化过程障碍或功能减退，气血津液代谢失常、脏腑功能失调，就会产生痰、湿、瘀、浊等病理产物，可直接导致代谢综合征及糖尿病的发生、发展及其转归，其中浊邪与代谢综合征和肥胖型 2 型糖尿病关系密切，通常有神疲乏力、少气懒言、胸闷脘痞、肢体沉着、舌质淡胖、边齿痕、苔白腻等临床表现。胰岛素抵抗是代谢综合征和 2 型糖尿病发生的关键因素，中医现代研究认为胰岛素抵抗与中医痰、湿、瘀、浊等病理产物有高度相关性，糖尿病诸多临床变证、并发症与此亦息息相关，临床所见糖尿病患者，辨证属脾虚痰浊、痰浊扰心、气虚夹瘀等相当常见，基本上属虚实夹杂证，当分因实致虚和因虚致实之别，这些病理变化也只有用气化失常、气血津液代谢异常、脏腑气机失调来解释。

第四章

糖尿病的阶段病机及诊治

王师认为,糖尿病是一组由真气不足、气化功能失调开始,致脏腑经络气血瘀滞,阴阳气化逆乱而终的多系统、多脏器病变的虚实寒热夹杂的内科杂病综合征。糖尿病由内在遗传基因缺陷,外受环境因素干扰而发病,与真气的运变失调密切相关。真气相当于西医学所论述的遗传因素,故糖尿病的发病过程,由内在真气不足所致气化过程障碍开始,后致气血津液代谢失常、脏腑功能失调,再致痰、湿、瘀、浊等代谢产物的产生,最后以代谢综合征及糖尿病的形成为终。其真气运行失常贯穿于糖尿病发生、发展、演变的全过程。

依据上述气病理论,王师认为,糖尿病的发生、发展、演变过程存在着气病四个阶段:原始期、前驱期、消渴期、逆归期。各期分型辨证治疗。原始期相当于西医学的糖尿病易感人群,前驱期相当于糖耐量减低期,消渴期相当于临床糖尿病期,逆归期相当于糖尿病并发症期。糖尿病的发生发展是由原始期的真气不足,前驱期的气化不利、气机不畅,逐渐进展至临床症状明显的消渴期,终至气化紊乱、气血不和、阴阳失衡、变证百出的逆归期,各个阶段病机不同,治疗原则亦有所不同。

第一节　四期病机特点

一、原始期

原始期的基本病机为真气不足。真气来源于先天父母生殖之精,又赖于后天水谷清气的充养。西医学的糖尿病病因主要包括遗传因素和生活环境因素。这期的病位主要在脾、肾两脏。治疗原则为未病先防、防微杜渐。此期病象不彰,临床检测血糖、胰岛素、糖耐量等生化指标往往均在正常范围,临床此期群体多存在糖尿病家族背景、高血脂、高血压、缺乏劳动或运动、体形肥胖、年龄在四十左右等高危因素。此时往往病家不以为然,医家亦易忽视而无所事事。但在外界环境因素如饮食不节、情志失调、劳欲过度等作用下，积久生变，终酿成消渴。在此期如果患者能够在医家的指导下养性慎生，避害趋利，适当予以中药食调，分月、按时调治，则可以调节机体脏腑功能、免疫功能等来预防、延缓、杜绝其进入前驱期。

二、前驱期

前驱期的基本病机为气化不利、气机不畅。本期病位主要在肺、脾两脏，病性虚中夹实。此期是原始期的基础上进一步发展而成。肺气不足则不能宣五谷味而肃降通调；脾气不足，则不能散津而和调五脏，洒陈六腑，终致津液的生成、输布、排泄过程失常。临床表现为乏力、口干、多尿等津液不足，气阴两虚证候。实验室检查常可发现患者葡萄糖耐量异常，或仅表现轻度空腹血糖异常，但尚未达到糖尿病诊断标准。在此期中药干预治疗，加之饮食控制、适当运动、规律起居、舒情畅志，可以阻断和延缓其发展。

三、消渴期

消渴期的基本病机为气化失常，气郁燥热。本期病位主要在肺、脾、肝、肾等脏腑，病性属虚中夹实。本期出现典型的"三多一少"症状及血糖升高（符合 WHO 关于糖尿病的诊断标准），即为临床糖尿病期，也即中医历代沿用的"消渴"期。由于先天禀赋不足，在饮食不节、过食肥甘、情志失调、劳欲过度等因素作用下，真气愈亏，激发无力，而致肺、脾、肝、肾等脏器气机不畅，由郁化热，热而化燥伤阴。故以真气不足、气机失调为本，燥热为标。此期应用中西药结合及控制饮食，运动舒情结合治疗，此期患者之临床症状表现亦非单纯某型，往往是交互错杂，临证遣药应细分缕析，辨明主次、轻重缓急，方能药证相契，获得良效。

四、逆归期

逆归期的基本病机为气化紊乱、气血瘀滞、阴阳失衡。本期病位可累及肺、脾、肝、肾、心等脏腑，病性属虚实夹杂。此为消渴期饮食失控，情志不调，动静失衡，药物治疗不当而致血糖控制不达标，气化功能严重失调，阴虚及阳，阴阳两虚，阴阳失调，气血逆乱，变证百出。气为血帅，气滞则血瘀，气虚亦易致瘀，气不化水，津液停滞，有形之邪壅滞，郁而化热，炼液成痰，痰瘀内阻，络脉不畅，成为其重要特征。临床表现为虚实夹杂，变症丛生。在此期，在诊断上采用五体（皮毛、肌肉、血脉、筋、骨）辨证与脏腑辨证相结合，治疗上应调整阴阳、调复气机、化痰散瘀、养血活络、调和营卫为主要治法。

第二节　四期辨治糖尿病

一、糖尿病的诊断

参照 1999 年 WHO（世界卫生组织）专家咨询委员会对糖尿病的诊断标准。具体如下：

空腹血浆葡萄糖（FPG）：FPG ＜ 6.0mmol/L（110mg/dL）为正常，≥ 6.0~ ＜ 7.0mmol/L（≥ 110~ ＜ 126mg/dL）为空腹血糖受损（IFG），≥ 7.0mmol/L（126mg/dL）为糖尿病，需另一天再次证实。

OGTT（葡萄糖耐量试验）中 2 小时血浆葡萄糖（2hPG）：2hPG ＜ 7.8mmol/L（140mg/dL）为正常，≥ 7.8~ ＜ 11.1mmol/L（≥ 140~ ＜ 200mg/dL）为糖耐量减低（IGT），≥ 11.1mmol/L（200mg/dL）为糖尿病，需另一天再次证实。

糖尿病的诊断标准：糖尿病症状 + 随机血糖 ≥ 11.1mmol/L（200mg/dL），或 FPG ≥ 7.0mmol/L（126mg/dL），或 OGTT 中 2hPG ≥ 11.1mmol/L（200mg/dL）。症状不典型者，需另一天再次证实，不主张做第三次 OGTT。

二、中医分期诊治

1. 原始期辨证分型论治

（1）肾型

症状：形体偏瘦，神疲，目糊耳鸣，腰膝酸软，口干尿频，舌质偏红，苔薄白，脉细。

治法：补益肝肾。

方药：六味地黄汤加减。生地黄、茯苓、泽泻、山萸肉、怀山药、丹皮、地骨皮、天花粉、枸杞子、女贞子、桑叶等。

（2）脾型

症状：形体偏胖，神疲乏力，少气懒言，口淡口甘，便溏，舌质偏淡，苔薄白腻，脉濡细。

治法：疏肝健脾。

方药：四逆散合异功散加减。黄芪、党参、茯苓、白术、柴胡、白芍、枳壳、陈皮、怀山药、扁豆、荷叶。

2. 前驱期辨证分型论治

（1）气虚痰浊

症状：体形肥胖，神疲乏力，少气懒言，纳呆呕恶，舌淡或有齿印，苔白腻，脉细。

治法：健脾化痰，升清降浊。

方药：自拟降浊合剂加减。生黄芪、丹参、葛根、怀山药、生扁豆、生苍术、生鸡内金、生麦芽、绞股蓝、半夏、薏苡仁。

（2）肝肾阴虚

症状：口干多饮，口苦口臭，消谷善饥，易怒，大便干结，舌质红，苔薄黄或苔少，脉弦数。

治法：养阴柔肝。

方药：一贯煎加减。生地黄、白芍、当归、麦冬、枸杞子、川楝子、北沙参、玉竹、黄精。大便干结者加制大黄；肝火著者加丹皮、焦山栀、夏枯草、生龙骨、生牡蛎。

3. 消渴期辨证分型论治

（1）气虚津燥

症状：疲劳乏力，口干多饮，消谷善饥，多尿便干，消瘦，舌质红，苔黄燥，脉细数。

治法：益气生津。

方药：自拟益气润燥汤。太子参、麦冬、知母、人中白、淡竹叶、石膏。大便干结者加制大黄、玄参、生地黄。

（2）气阴两虚

症状：乏力眩晕，口干盗汗（自汗），气短懒言，胸闷失眠，烦热心悸。舌质红或淡红，或紫暗，苔白或薄白或花剥，脉弦细或细数。

治法：益气养阴。

方药：自拟消糖合剂。太子参、生黄芪、麦冬、羊乳、柿叶、鬼箭羽、人中白、怀山药。

（3）气虚痰浊

症状：神疲乏力，少气或懒言，头胀肢沉，纳呆呕恶，胸闷脘痞，全身困倦，舌胖或有齿印，脉虚无力或软弱濡。

治法：健脾化痰，升清降浊。

方药：自拟降浊合剂加减。生黄芪、丹参、葛根、怀山药、生扁豆、生苍术、生鸡内金、生麦芽、荷叶、桑叶、绞股蓝、半夏、薏苡仁。

4. 逆归期辨证分型论治

病至此期，脏腑气化功能紊乱，经络气机逆乱，脉络瘀阻，遂至变证纷繁。从五体（皮毛、肌肉、血脉、筋、骨）辨证可见皮肤疮疖溃疡、瘙痒、四肢肌肉萎缩、胸闷胸痛、肢麻肢疼、脱疽等症；从五脏辨证可见胸痛、腰酸、水肿、泡沫尿等症，其中属糖尿病神经病变、糖尿病足、糖尿病皮肤病、糖尿病视网膜病变、糖尿病肾病、糖尿病性心脏病等范畴的内容，除糖尿病症状之外，兼有累及脏器病变的症状，临床还多见心、肝、肺、脾、肾脏腑不和之表现，如体虚易感冒、大便不调、失眠等五脏失和所致并发症。其治疗复杂，在其他章节中予以详细介绍。

王师指出，糖尿病已经成为现代社会的常见病多发病，且有逐年增多趋势，《内经》云"上工治未病"，根据真气运变规律，做到未病先防，已病防变，是我们每个中医人应负的责任，在原始期和前驱期是综合防治糖尿病的最佳时机，中药治疗能够培补真元，调畅气机，发挥其独到的调理作用，遏制和延缓糖尿病的发生发展；在消渴期、逆归期，仅靠中药治疗存在调整血糖速度慢、幅度低的弱点，控制病情疗效不著，应需要中西医结合配合饮食控制、适当运动、调畅情志等综合治疗，方能奏效。但中药在改善临床症状、纠正代谢紊乱、调节免疫功能、减少或缓解并发症、减少西药降糖药物的用量、减轻西药的毒副作用等方面有良好的作用。在治疗用药上，王师认为中医药治疗糖尿病无须分上中下部位，不必专执一经，当以补元调气为第一要义。在根据临床分期、分型灵活用药的基础上，辨证用药都必须切记从气论治，气虚则补，气郁则达，气滞则疏，气乱则调，气泄则固，气陷则升，气升动太过则降，着眼于肺、脾、肾气化功能复常，即使在燥热炽盛或阴阳失调阶段亦须以治气为本，方能有釜底抽薪之妙，燮理阴阳之功，事半功倍之效，否则就会影响临床疗效。

第五章
五脏五体辨治糖尿病的并发症

王师认为，糖尿病逆归期为阴阳气血俱虚，痰瘀湿热浊邪内生之正虚邪实证，与糖尿病慢性并发症的表现相一致，其基本病理基础已由代谢功能紊乱发展演变成组织细胞实质性病理改变，其病变部位涉及肺、脾、心、肝、肾五脏，以及皮毛、肌肉、血脉、筋、骨五体，临床表现错综复杂，虚实并见，而王师提出运用"五脏五体辨治糖尿病慢性并发症"，以推因求源，分证别类，选取相应基本方药，在此基础上随症加减，为患者"量体裁衣"，临床上取得良好实效。

第一节　病五脏

一、病五脏——病心

心，位于胸腔偏左，膈膜之上，肺之下，圆而下尖，形如莲蕊，外有心包卫护，与小肠、脉、面、舌等构成心系统，为五脏六腑之大主，总统魂魄，兼赅意志。糖尿病患者出现胸闷、心悸、怔忡、心痛、眩晕、下肢疼痛等症状，后期可出现卒心痛，可危及生命，这与西医的糖尿病心脏病、糖尿病周围血管病变等颇为相近。现就西医疾病概述、发病机制、西医诊断、辅助检查，相对应中医病因病机、分型辨证、治则治法及辅助手段等对糖尿病合病心系疾病予以分述，旨在为以后的治疗提供理论依据及研究方向。

❧ 糖尿病心脏病 ❧

糖尿病心脏病（diabetic cardiopathy，DC）是指糖尿病患者在糖、脂肪等代谢紊乱基础上发生的大、中、小、微血管，心肌及自主神经紊乱病变，包括糖尿病性冠心病、糖尿病性心肌病、糖尿病自主神经紊乱等，临床表现可从无症状至心律不齐、急性心肌梗死、心力衰竭甚至猝死等。

1. 糖尿病性冠心病

糖尿病性冠心病是指糖尿病患者的糖脂等代谢紊乱基础上发生的冠状动脉粥样硬化性心脏病，是糖尿病合病心血管疾病最重要的并发症之一，其首发症状可能就是急性心肌梗死，甚至是猝死，有较高的致残致死率。有研究表明，糖尿病患者冠心病的发病率是非糖尿病患者的 2~4 倍；糖尿病患者的死亡率，在男性较非糖尿病患者高 2.2 倍，女性高 4.7 倍。

【西医发病机制】

糖尿病性冠心病发病率的发病因素多样，发病机制复杂，如高血糖、胰岛素分泌异常、脂代谢异常、高血压、脂蛋白基因的遗传变异和基因多态性、C反应蛋白（CRP）水平等，是多种危险因素综合作用的结果，糖尿病患者长期处于高血糖状态，虽无研究直接证明病变是特异性的，但是糖尿病促进和加重冠状动脉粥样硬化的发生、发展。赵是等对亚临床期糖尿病性心脏病的相关因素进行单因素和多因素分析，结果显示：年龄、病程、体质指数、代谢控制不良及糖尿病其他微血管并发症是亚临床期 DC 的危险因素，对这些因素进行有效控制，将可能预防和延缓 DC 的发生。

【临床诊断和辅助检查】

糖尿病性冠心病的临床表现包括稳定型心绞痛、急性冠脉综合征、心力衰竭、猝死等，患者可以表现为其中一种，或多种表现形式先后或同时存在。糖尿病患者活动后出现典型的胸闷、胸痛等症状，结合发作时的心电图心肌缺血改变，临床诊断通常不难。伴糖尿病自主神经病变时，临床表现无症状或仅为胸闷、气短、心悸或乏力等。疑诊冠心病者可行心电图、超声心动图、放射性核素检查、冠状动脉 CT 扫描造影（CTA）检查、心脏磁共振成像（CMR）、选择性冠脉造影术、血管内超声（IVUS）、冠脉血流分数测定（FFR）、心脏自主神经检查等，提高冠心病诊断的准确性。

【中医病因病机】

《灵枢·邪气脏腑病形》："心脉……微小为消瘅。"《灵枢·本脏》："心脆则善病消瘅热中。"《素问·奇病论》："有病口甘者……此五气之溢也，名曰脾瘅。夫五味入口，藏于胃，脾为之行其精气，津液在脾，故令人口甘也。"皆指出消渴病与心的内在联系。其一，消渴病，阴虚为本，恰逢久病体虚，或年老体弱，而致气阴两虚。气虚者，气为血之帅，血为气之母，气虚而致血滞，终成瘀阻。阴虚者，损津耗液，心失所养而致虚涩。其二，患者过食肥甘，脾失健运，内生痰浊，发为脾瘅。若痰热互结，积困于脾，邪浊内蕴，终致痹阻心脉；若痰瘀互结，血行瘀滞，亦致心脉不畅。其三，平素多思善虑，七情扰动，而致心肝血虚，气机郁结，郁久必瘀，损伤心脉。其四，阴损及阳，阳虚寒凝，脉络不畅，甚者兼有水饮凌心，或水饮凌心射肺者，此为危证。

【辨证论治】

（1）气阴两虚

症状： 胸闷隐痛，心悸气短，时作时休，每于疲劳后加剧。平素神疲懒言，动则自汗，或夜寐盗汗，口干欲饮，目糊肢麻，尿带泡沫，大便偏干，或努力难出。苔薄白，质暗淡或偏红，脉细虚或结代。

治法： 益气养阴，养血通络。

处方： 偏于气虚者，方选强心振宗汤加减；偏于阴虚者，方选芪麦六味汤加减。

用药： 偏于气虚者，黄芪、党参、麦冬、五味子、丹参、瓜蒌皮、降香、当归、桂枝、炙甘草、鬼箭羽等；偏于阴虚者，黄芪、麦冬、生地黄、山药、山茱萸、丹皮、茯苓、泽泻、鬼箭羽等。

加减： 若夜间口干、寐差心烦者，加酸枣仁、百合、龙骨等滋肝安神之品；若心悸胸痛者，加苦参、薤白等宽胸理气、散结泻火之品；若大便不通者，加火麻仁、柏子仁等；若脉结代、心动悸者，可合炙甘草汤（《伤寒论》）出入；若自汗盗汗者，加碧桃干、龙骨、糯稻根、浮小麦等养阴平肝、除烦止汗之品；若尿频急短、带泡沫者，加萹蓄、蝉蜕等利尿通淋之品。

（2）痰瘀互阻

症状： 胸闷胸痛，如压如窒，神疲气短，喉如痰塞，体形肥胖，腹壁脂肪肥厚，常合病脂肪肝、高脂血症等。偏于痰热者，心烦不寐，暴躁易怒，口苦口黏，痰出黄稠；苔黄腻，舌质红，脉弦滑。偏于痰瘀者，痛引肩背，痛有定处，肢重痰多，色白质稀；苔白腻，质暗胖大，或齿印，舌下静脉蓝紫，脉细滑涩。

治法： 化痰宽胸，活血止痛。

处方： 偏于痰热者，方选黄连温胆汤（《六因条辨》）合小陷胸汤（《伤寒论》）加减；偏于痰瘀者，方选瓜蒌薤白半夏汤（《金匮要略》）加减。

用药： 偏于痰热者，黄连、半夏、枳壳、竹茹、陈皮、茯苓、甘草、瓜蒌皮、焦栀子、淡豆豉等；偏于痰瘀者，全瓜蒌、薤白、半夏、黄酒、丹参、降香、三七粉等。

加减： 若痰热兼有口苦者，加柴胡、郁金等疏肝利胆之品；若便黏不畅者，加木香、槟榔、桃仁等行气导致、泄热通便之品；若胸闷脘痞、口臭苔腻者，可合平胃散（《太平惠民和剂局方》）等出入；若心烦不寐者，可合自拟宁心舒情汤（酸枣仁、淮小麦、茯苓、麦冬、百合、龙骨）等出入；若胸痛如刺，舌质暗，或有瘀斑瘀点者，加郁金、川芎、延胡索等活血行气之品。

（3）气郁血瘀

症状： 胸闷隐痛，痛无定处，多思善虑，喜叹息，每遇情志不遂时加剧；或伴夜寐浅短，易醒多梦，脘腹痞胀，嗳气或矢气则舒。苔薄白，质淡红或暗红，脉弦细。

治法： 养血宁心，疏气达郁。

处方： 偏于心肝血虚，气机怫郁者，方选酸甘宁心汤合越鞠丸加减；偏于肝郁气滞者，方选柴胡疏肝散（《景岳全书》）加减。

用药： 偏于心肝血虚，气机怫郁者，酸枣仁、淮小麦、麦冬、百合、茯苓、龙骨、香附、川芎、焦栀子、苍术、六曲等；偏于肝郁气滞者，柴胡、陈皮、川芎、香附、枳壳、炒白芍、甘草等。

加减： 若失眠多梦者，加丹参、炒白芍等清心除烦、平肝养血之品；若失眠烘热、心烦懊侬者，加焦栀子、淡豆豉等清热除烦、宣发郁热之品；若气郁化火，心烦易怒、口干便秘者，可合逍遥散（《太平惠民和剂局方》）加丹皮、焦栀子出入；若脘痞嗳气者，加佛手、香橼等健脾理气之品；若气滞血瘀之证，胸痛明显者，合失笑散（《太平惠民和剂局方》）加延胡索等活血祛瘀、散结止痛之品。

（4）心肾阳虚

症状： 胸闷或心痛，宛若刀绞，痛彻胸背，心悸怔忡，神倦畏寒，面色㿠白，气短自汗，四肢厥逆。苔薄白，质淡胖或紫暗，舌下静脉淡紫，脉沉细迟。

治法： 温振阳气，通络止痛。

处方： 参附汤（《校注妇人良方》）合肾气丸（《金匮要略》）加减

用药： 人参、制附子、桂枝、地黄、山茱萸、山药、丹皮、茯苓、泽泻等。

加减： 若心肾阳虚兼有水饮凌心，出现心悸气喘、夜不能卧、肢冷面青、水肿尿少者，方选真武汤（《伤寒论》）合葶苈大枣泻肺汤（《金匮要略》）加减，以助温阳利水之功；若水饮凌肺，出现咳嗽咳痰，甚则痰中带血者，可加黛蛤散（《医说》）、桑白皮、前胡、白前等清肝泻肺、化痰止咳之品；若心肾阳虚，虚阳欲脱者，方选四逆加人参汤（《伤寒论》）加减；若心肾阳虚，直至亡阳，出现大汗淋漓、脉微欲绝者，方选参附龙牡汤加减，以达温阳益气、回阳固脱之效。

【常用中成药】

（1）复方丹参滴丸：主要组成为丹参、三七、冰片。具有活血化瘀、理气止痛的功效。主治气滞血瘀所致的胸痹。症见胸闷、心前区刺痛等。

（2）通心络胶囊：主要组成为人参、水蛭、全蝎、赤芍、蝉蜕、土鳖虫、蜈蚣、檀香、降香、乳香（制）、酸枣仁（炒）、冰片。具有益气活血、通络止痛的功效。主治冠心病心绞痛属心气虚乏，血瘀络阻之证。症见胸部憋闷、刺痛、绞痛固定不移，心悸自汗、气短乏力，舌质紫暗或有瘀斑，脉细涩或结代。

（3）地奥心血康胶囊：主要组成为黄山药或穿龙薯蓣根茎的提取物。具有活血化瘀、行气止痛的功效，达到扩张冠脉血管，改善心肌缺血的目的。临床用于预防和治疗冠心病、心绞痛以及瘀血内阻所致的胸痹、眩晕、气短、心悸、胸闷或痛症。

2. 糖尿病心肌病

随着社会的发展，心血管疾病已经成为发展中国家及发达国家共同面对的巨大问题。1972 年由 Rubler 等首次提出糖尿病心肌病这一概念。糖尿病心肌病存在心室功能异常，其特点为舒张功能异常为主，是一种独立于高血压、冠心病的特异性心肌病，是糖尿病患者致死的主要原因之一。该病在代谢紊乱及微血管病变的基础上引发心肌广泛灶性坏死，出现亚临床的心功能异常，最终进展为心力衰竭、心律失常及心源性休克，重症患者甚至猝死。其中心力衰竭是最常见的临床表现之一。

【西医发病机制】

高血糖在糖尿病心肌病形成的过程中起到了关键作用，可能机制包括心肌细胞代谢紊乱（高血糖及胰岛素抵抗、游离脂肪酸增加、钙失衡等）、心肌纤维化（肾素 - 血管紧张素系统激活、基质金属蛋白酶）、心肌细胞凋亡、微血管病变、氧化应激、炎症反应等多个因素、多个环节，引起心肌营养障碍及心肌间质纤维化等改变。随着对糖尿病心肌病病理生理机制的不断深入，从机制上为糖尿病心肌病治疗提供了新的治疗靶向点，更为改善预后提供了新的方向。

【临床诊断和辅助检查】

糖尿病心肌病的糖尿病病程较长，往往超过 5 年以上，中、重度糖尿病患者，女性常见。主要临床表现为心力衰竭，早期为舒张性心力衰竭，随着病程进展，后期出现收缩性心力衰竭。其中舒张性心力衰竭患者活动后胸闷、气短、运动耐力下降。应激时可以出现急性肺水肿，表现为呼吸困难、端坐呼吸、不能平卧、低氧血症等。收缩性心力衰竭则更常出现胸腔积液，老年人、女性、高血压、房颤患者更多见。体检时，明显心力衰竭患者可见呼吸困难、发绀、颈静脉充盈、肺水肿时肺部呼吸音减低，双肺可以闻及干湿性啰音，开始以下肺部明显，随着病程进展全肺均可出现，也可以伴有哮鸣音，早期心界大小正常，后期心脏扩大，心率增快，可闻及奔马律，心尖部可以闻及收缩期杂音，肝脾肿大，下肢水肿。疑诊患者可行心电图、生化检查、X 线胸片、超声心动图、放射性核素心室造影及心肌灌注显像、心导管检查等，提高诊断糖尿病心肌病的准确性。

【中医病因病机】

糖尿病心肌病属中医学消渴与心悸、胸痹范畴。病位在心，与肺、脾、肝、肾失调相关。糖尿病心肌病的病因病机复杂，近年来有医家提出血瘀、浊毒致病。消渴之为病，阴虚为主，燥热为标，互为因果。巢元方在《诸病源候论》中曰："消渴重，心中痛。"因此糖尿病发展为心肌病时，病程已长，久病必虚，久病必瘀，久病及肾，久病入络，因此糖尿病心肌病初期多为气阴两虚、浊毒内敛之证，浊毒可分为血瘀、水饮、痰浊、痰火等。日久阴损及阳、生化无源，后期可发展为阴阳俱虚、脉络受损之证。

【辨证论治】

（1）早期：气阴两虚，浊毒内敛

症状：胸闷憋气，神疲乏力，动则气短，每于运动或疲劳后加剧，休息或静坐后缓解。偏于阴虚者，平素五心烦热，目涩心悸，口渴咽干，潮热盗汗；苔薄净，质红，脉弦细。偏于气虚者，平素气短乏力，动则自汗；苔薄白，质淡红，边齿印，脉细虚。夹瘀者，常有胸痛，痛如针刺，肌肤甲错，口唇暗滞；舌质紫暗或有瘀斑，脉涩或结代。夹水饮者，胸闷痞满，渴不欲饮，下肢浮肿，形寒肢冷，头晕泛恶；舌淡苔滑，脉沉细滑。夹痰浊者，胸闷憋塞，头晕头重，耳闷如塞，喉如痰塞，身困肢乏；苔白腻，质淡红，边齿印，脉沉细滑。夹痰火者，胸闷烦躁，失眠多梦，口干口苦，大便秘结，小便短赤；苔黄腻，质红，脉弦滑。

治法：益气养阴，标本兼治。

处方：生脉散（《医学启源》）。夹瘀者，合血府逐瘀汤（《医林改错》）或桃仁红花煎（《陈素庵妇科补解》）加减；夹水饮者，合苓桂术甘汤（《金匮要略》）加减；夹痰浊者，合瓜蒌薤白半夏汤（《金匮要略》）加减；夹痰热者，合黄连温胆汤（《六因条辨》）加减。

用药：夹瘀者，党参、麦冬、五味子、桃仁、红花、川芎、当归、生地黄、赤芍、柴胡、枳壳、甘草、桔梗、牛膝、丹参等；夹水饮者，党参、麦冬、五味子、茯苓、桂枝、白术、甘草等；夹痰浊者，党参、麦冬、五味子、全瓜蒌、薤白、半夏等；夹痰火者，北沙参、麦冬、五味子、黄连、半夏、枳壳、竹茹、陈皮、茯苓、甘草等。

加减：若胸闷胸痛者，加丹参、瓜蒌皮、降香、延胡索等养血活血、理气止痛之品；若尿少肢肿者，加猪苓、泽泻、车前子等利水渗湿、利尿通淋之品；若水饮凌肺，出现咳嗽气喘者，加葶苈子、大枣、杏仁、桔梗等泻肺止咳之品；若头晕恶心、口吐痰涎者，加天麻、半夏、白术等化痰息风、健脾除湿之品；若胸脘痞闷、按之则痛、咯痰黄稠者，加黄连、半夏、瓜蒌皮等清热化痰、宽胸散结之品；若气、血、痰、火、湿、食六郁皆全，出现胸膈痞闷、嗳腐吞酸、心烦腹胀者，可合越鞠丸（《丹溪心法》）等出入；若血瘀兼有腑气不通，出现大便秘结、心中烦热者，可合增液承气汤（《温病条辨》）、桃核承气汤（《伤寒论》）等出入。

（2）后期：阴阳俱虚，脉络受损

症状：胸闷或心痛较著，心悸怔忡，神疲乏力，面色㿠白，两颧潮红，自汗盗汗，言语无力，声音低微，动则气促。苔薄白，质暗淡，舌下静脉蓝紫，脉沉细或沉迟。

治法：补肾纳气，振奋肾阳，养血活血，通络止痛。

处方：参附汤（《校注妇人良方》）合参蛤散（《普济方》）加减。

用药：人参、制附子、蛤蚧、淫羊藿、菟丝子等。佐以冬虫夏草、林下参、三七粉以1∶2∶3的比例混合打粉，每日服用3g。

加减：若肾阳虚衰，不能制水，出现心悸咳喘、不能平卧、身体浮肿、小便不利者，方合真武汤（《伤寒论》）合葶苈大枣泻肺汤（《金匮要略》）出入；若腰膝酸软、小便清长、夜尿频多者，方合肾气丸（《金匮要略》）出入；若亡阳，出现大汗淋漓、脉微欲绝者，方选参附龙牡汤加减。

【常用中成药】

（1）麝香保心丸：主要组成为人工麝香、人参提取物、人工牛黄、肉桂、苏合香、蟾酥、冰片。具有芳香温通、益气强心的功效。主治气滞血瘀所致的胸痹。症见心前区疼痛，固定不移；心肌缺血所致的心绞痛、心肌梗死见上述证候者。

（2）稳心颗粒：主要组成为党参、黄精、三七、琥珀、甘松。具有益气养阴、活血化瘀的功效。主治气阴两虚、心脉瘀阻所致的心悸不宁、气短乏力、胸闷胸痛等。

（3）芪苈强心胶囊：主要组成为黄芪、人参、附子、丹参、葶苈子、泽泻、玉竹、桂枝、红花、香加皮、陈皮。具有益气温阳、活血通络、利水消肿的功效。主治轻、中度充血性心力衰竭证属阳气虚乏、络瘀水停者，症见心慌气短、动则加剧、夜间不能平卧、下肢浮肿、倦怠乏力、小便短少、口唇青紫、畏寒肢冷、咯吐稀白痰等。

附：糖尿病性脑血管病

糖尿病性脑血管病是糖尿病患者易发的脑血管疾病，患者早期通常无明显临床症状，随着病情进展，可出现严重的脑血管疾病，甚至危及生命。其临床特点是脑梗死、脑血栓形成等缺血性病变多见。Lakovits 等从病理解剖证实糖尿病患者易患小动脉病变和腔隙性脑梗死，同时糖尿病是大动脉粥样硬化阻塞性疾病的危险因素。

【西医发病机制】

西医学研究表明，糖尿病性脑血管病多发生在遗传基础上。此外可能与以下几种情况有关：①高血糖引起的内膜损伤；②高血糖引起血乳酸累积；③高血糖破坏血-脑屏障；④高血糖引起血液黏稠度增加等；⑤血脂异常；⑥血小板功能异常；⑦血液流变学变化；⑧胰岛素抵抗与高胰岛素血症；⑨血管活性因子；⑩幽门螺杆菌及高同型半胱氨酸血症。因为糖尿病不仅可以引起微小血管病变，还可导致大血管如主动脉、颈动脉颅内或颅外段、大脑中动脉、椎-基底动脉等的病变，所以糖尿病并发急性脑卒中不仅患病率高，而且预后差。

【临床诊断和辅助检查】

糖尿病性脑血管病的临床表现包括头晕、头痛、恶心、呕吐、失语、失认、偏盲、偏瘫、昏迷等。疑诊患者可行：①血液检查：包括血常规、血沉、血液流变学、凝血功能、血清 C 反应蛋白、血糖、肝肾功能等。②影像学检查：包括头颅 CT、头颅 MRI 等。③超声学检查：包括颈动脉超声、TCD 等。④血管造影。⑤ PET、SPECT 等，提高糖尿病性脑血管病诊断的准确性。

【中医病因病机】

中医古籍中没有"糖尿病性脑血管病"的病名记载，根据其病因探索和临床表现，可归属于"中风""消渴""偏枯"等范畴。《素问·通评虚实论》云：

"凡治消瘅、仆击、偏枯、痿、厥、气满发逆，甘肥贵人则膏粱之疾也。"金元时期李杲在《兰室秘藏》中记载消渴患者有"上下齿皆麻，舌根强硬肿痛，食不能下，时有腹胀……四肢痿弱……喜怒，健忘"等症状。糖尿病性脑血管病多因禀赋不足、饮食不节、形体肥胖、情志过极、内伤劳倦等所致。过食肥甘厚味，损伤脾胃，脾失健运，聚生痰湿，郁久化热，痰热互结，壅滞经脉，上蒙清窍；或素体肝旺，克伐脾土，痰浊内生；或情志郁闷，肝失条达，郁而化瘀，结于脑络；或暴怒伤肝，心火暴盛，风火相煽，窜扰经脉；或久病药杂，药毒残存，瘀毒阻脑。综上所述，糖尿病性脑血管病病位在脑，涉及心、肺、肝、脾、肾及经络、血脉。一体多病，病程长，病机复杂，多为本虚标实之证，本虚可因先天禀赋不足而致脏腑娇弱，亦可因久病致虚导致；标实可概括为风、火、湿、痰、瘀、毒，七因交错，互为因果。

【辨证论治】

（1）中风先兆

1）风痰阻络

症状：头晕目眩，恶心呕吐，甚则一过性晕厥，肢体麻木，偶有抽动，活动不利，时发时止，言语謇涩，吐字不清。苔薄白或白腻，质暗淡，脉弦滑。

治法：疏风豁痰，化瘀通络，佐以降糖。

处方：涤痰汤（《奇效良方》）合通窍活血汤（《医林改错》）加减。

用药：制南星、制半夏、枳实、茯苓、橘红、石菖蒲、党参、竹茹、甘草、赤芍、川芎、桃仁、红花、鬼箭羽等。

加减：若伴有头痛、舌质紫暗或有瘀斑者，加全蝎、僵蚕、地龙等通络止痛之品；若血压偏高、头胀头晕、眉棱骨痛者，加黄芩、桑寄生、石决明、天麻、泽泻、菊花、夏枯草等平肝降压之品；若血糖波动、口干欲饮者，加玄参、苍术、山药、葛根、桑叶等健脾益气、生津降糖之品；若头晕流涎、喉如痰塞者，加半夏、白术、天麻等化痰息风、健脾除湿之品；若痰出黄稠者，加胆南星、天竺黄等清热豁痰之品；若大便秘结者，加大黄等泻火通腑之品，用量宜轻。

2）风阳上扰

症状：头晕头痛，面红心烦，口苦口黏，舌体歪斜，手足麻木。苔薄白或薄黄，质暗红，脉弦滑。

治法：平肝息风，活血通络，佐以降糖。

处方：天麻钩藤饮（《中医内科杂病证治新义》）加减。

用药： 天麻、钩藤、石决明、山栀子、黄芩、川牛膝、杜仲、益母草、桑寄生、夜交藤、茯神、桑叶等。

加减： 若头痛目涩、血压偏高者，加菊花、夏枯草等平肝降压之品；若心烦易怒、神志昏蒙者，加石菖蒲、郁金、丹皮、胆南星等醒神开窍、清心宁神之品；若口苦耳鸣、面红暴怒者，加龙胆草、夏枯草等清泻肝火之品。

（2）中风病

1）阴虚阳亢

症状： 半身不遂，口舌歪斜，舌强不语，偏身麻木，或头晕跌仆，昏不知人，醒后不能复元。平素头晕耳鸣，面红目胀，手足心热，烦躁易怒，腰酸膝软。苔薄白或薄净，质红或暗红，脉弦细数。

治法： 滋阴潜阳，降糖通络。

处方： 镇肝熄风汤（《医学衷中参西录》）加减。

用药： 怀牛膝、生赭石、生龙骨、生牡蛎、生龟甲、生白芍、玄参、天冬、川楝子、生麦芽、茵陈、甘草、鬼箭羽、萹蓄等。

加减： 若头痛头晕、血压偏高者，加白芍、钩藤、石决明、天麻等平肝降压之品；若头痛剧烈、舌质暗淡或有瘀斑者，加全蝎、僵蚕、地龙等通络止痛之品；若心烦不寐者，加夜交藤、合欢皮、珍珠母等安神宁心之品；若腰酸背板、颈项强痛者，加杜仲、骨碎补、木瓜、炒白芍、片姜黄等补肾强骨、舒筋活络之品。

2）痰热腑实

症状： 半身不遂，口舌歪斜，言语謇涩，偏身麻木，脘腹胀满，大便干结，喉如痰塞，咯吐黄痰。苔黄或黄腻，质稍红或暗红，脉弦滑。

治法： 清热化痰，通腑逐瘀。

处方： 承气汤合小陷胸汤（《温病条辨》）加减。

用药： 瓜蒌仁、枳实、生大黄、半夏、黄连、厚朴等。

加减： 若口渴欲饮、血糖浮动者，加石膏、淡竹叶、鲜石斛、桑叶等降糖生津之品；若咳嗽咯痰、痰出黄稠者，加黄芩、鱼腥草、野荞麦根等清热化痰之品；若口苦寐差、身热心烦者，加焦栀子、淡豆豉、柴胡、黄芩等清热除烦、宣发郁热之品；若神昏谵语、昏昏欲睡、烦扰不宁、面红口臭者，加石菖蒲、郁金、胆南星、羚羊角粉等清营透热之品，配合安宫牛黄丸，口服或鼻饲。

3）痰湿内阻

症状： 头昏身重，半身不遂，肢体瘫软，手足欠温，气短乏力，脘腹痞胀，食少纳呆，口多痰涎，大便偏溏或黏腻不畅。苔白腻，质淡胖或暗淡，边齿印，脉沉滑。

治法：健脾化湿，泻浊通络。

处方：二陈汤（《太平惠民和剂局方》）合平胃散（《太平惠民和剂局方》）加减。

用药：半夏、橘红、白茯苓、甘草、苍术、厚朴、陈皮等。

加减：若头晕恶心、喉如痰塞者，加白术、天麻等化痰息风、健脾祛湿之品；若头晕目眩、肢肿欠温、小便不利者，加猪苓、白术、泽泻、桂枝等温阳化气、利湿行水之品；若头重耳闷、神志欠清者，加石菖蒲、郁金、胆南星等清痰开窍之品；若血糖偏高、神疲乏力、小便不利、尿有泡沫者，加葛根、山药、黄芪、萹蓄、鬼箭羽、蝉蜕等利尿降糖之品；若大便溏薄、黏腻不畅者，加山药、炒扁豆、炒薏苡仁等健脾除湿之品；若突然神昏、肢冷汗多、二便失禁者，方选参附龙牡汤出入，配合苏合香丸，口服或鼻饲。

（3）中风恢复期

1）气虚血瘀

症状：半身不遂，口舌歪斜，口角流涎，言语謇涩，偏身麻木，面色㿠白，气短乏力，心悸自汗，肢肿便溏，小便清长。苔薄白，质暗淡，边齿印，舌下静脉蓝紫，脉沉细或细缓。

治法：益气活血，扶正祛邪。

处方：补阳还五汤（《医林改错》）加减。

用药：黄芪、当归、赤芍、地龙、川芎、红花、桃仁等。

加减：若心悸气短者，合生脉散（《医学启源》）出入；若言语不利、神志昏蒙者，加石菖蒲、郁金、远志、胆南星等清痰开窍之品；若头痛明显，舌质暗，或有瘀斑者，加全蝎、僵蚕、鬼箭羽等通络止痛之品；若上肢偏废者，加桂枝、葛根、片姜黄等通络止痛之品；若下肢瘫痪者，加桑寄生、怀牛膝、杜仲、木瓜、骨碎补、续断等补肾强骨、舒筋通络之品；若小便失禁者，可合五子衍宗丸（《摄生众妙方》）、缩泉丸（《妇人良方》），加益智仁、桑螵蛸等缩尿固精之品；若大便溏薄、气短乏力者，可合参苓白术散加减。

2）髓窍空虚

症状：半身不遂，口舌歪斜，口角流涎，舌强难言，健忘呆滞，头晕耳鸣，腰膝酸软，肢体痿软，行动迟缓。苔薄白，质暗淡，脉沉细虚。

治法：填精生髓，开窍化痰。

处方：地黄饮子（《圣济总录》）或黄芪生脉六味地黄汤加减。

用药：熟地黄、巴戟天、山茱萸、石斛、肉苁蓉、附子、五味子、官桂、茯苓、麦冬、石菖蒲、远志等，或黄芪、人参、麦冬、五味子、生地黄、山茱萸、山药、丹皮、茯苓、泽泻等。

加减：若夜间口干、夜寐浅短、易醒难着者，加酸枣仁、淮小麦、百合、龙骨等养血宁心之品；若心烦不得卧、口干咽燥、手心汗出、畏寒怕冷者，可合黄连阿胶汤（《伤寒论》）出入；若筋脉酸胀、夜寐吊筋者，加白芍、木瓜、甘草等舒筋通络之品；若头痛头晕、面红烘热者，加石决明、紫贝齿、生牡蛎等平肝潜阳之品；若心悸烘热、手足蠕动、口干舌燥者，加龟甲、鳖甲、生牡蛎等育阴潜阳之品；若药毒残留、头昏头重、耳闷健忘者，加石菖蒲、远志、郁金、胆南星等清痰开窍之品。

糖尿病脑血管病集虚、风、火、湿、痰、瘀、毒于一体，一体多病，病机复杂，中风恢复期当细嘱患者控制血糖、血压、血脂等各项指标，治病与康复并重，徐图缓求，细水长流。

二、病五脏——病肺

肺，位于胸腔，左右各一，覆盖于心之上。肺有分叶，左二右三，共五叶。肺与大肠、皮毛、鼻等构成肺系统，具主气、司呼吸，主宣发和肃降，通调水道，朝百脉、主治节等功用。糖尿病患者出现反复感冒、感而迁延难愈、夜寐鼾鸣、昼日嗜睡、健忘、咳嗽、胸闷、气急、发热等症状，后期可出现喘脱，可危及生命，这与西医的糖尿病合并免疫功能低下、糖尿病合并阻塞性睡眠呼吸暂停低通气综合征、糖尿病合并肺炎等颇为接近。现就西医疾病概述、发病机制、西医诊断、辅助检查，相对应中医病因病机、分型辨证、治则治法及辅助手段等对糖尿病合并呼吸系统疾病予以分述，旨在为以后的治疗提供理论依据及研究方向。

❧ 糖尿病合并呼吸系统疾病 ❧

糖尿病合并呼吸系统疾病是指糖尿病患者合并出现肺通气功能降低、肺弥散功能降低、肺支气管张力降低和呼吸肌功能异常等肺功能异常的病变，包括糖尿病合并免疫功能低下、糖尿病合并阻塞性睡眠呼吸暂停低通气综合征、糖尿病合并肺炎等，临床表现可从反复感冒，迁延难愈，至呼吸暂停、呼吸衰竭，甚至死亡。

1. 糖尿病合并免疫功能低下

糖尿病合并免疫功能低下是指糖尿病容易并发各种感染，细菌感染最为常见，在血糖控制较差的患者中真菌的感染亦较常见。同样，糖尿病也容易并发肺结核。糖尿病并发感染可形成一个恶性循环，即感染导致难以控制的高血糖，而高血糖进一步加重感染。感染可诱发糖尿病急性并发症，感染也是糖尿病的重要死因。

【西医发病机制】

人体随时有大量新的细胞代替衰老和受损的细胞，时时刻刻地进行新陈代谢。人体免疫自稳功能能及时地把衰老和死亡的细胞，通过免疫细胞进行清除，稳定新陈代谢。补体是反映机体非特异性免疫的重要指标，而免疫球蛋白和 T 淋巴细胞亚群分别代表了体液免疫和细胞免疫状态。糖尿病既有非特异性免疫又有特异性免疫功能紊乱，既有体液免疫又有细胞免疫的缺陷。机体的免疫状态是抵御外来感染的关键。糖尿病患者的免疫指标普遍降低，并发感染者下降更为明显，说明糖尿病人易患感染是其免疫功能受损的结果。目前，导致免疫功能改变的机理尚不清楚，胰岛素对免疫系统有调节作用，其缺乏会导致免疫功能低下。因胰岛素在体内外作用都能促进 T 细胞和 B 细胞的功能，可使单核细胞上 HLA-DQ 抗原表达增加，抗原提呈功能增强。长期高血糖状态可能使红细胞胰岛素受体糖基化，受体敏感性降低，红细胞寿命缩短；粒细胞功能受损，其游走趋化性、吞噬及杀菌能力减低；细胞介导的免疫受损，T 淋巴细胞对有丝分裂原反应减低，也可延缓淋巴细胞分裂，而纠正糖尿病患者的糖代谢紊乱状态可改善其免疫功能。

【临床诊断和辅助检查】

糖尿病合并免疫功能低下平时以"体弱"为主要表现，每于感染时则有相应表现。包括泌尿系感染、呼吸道感染、结核以及皮肤感染、足部溃疡、牙周炎、外耳炎、慢性骨髓炎等。

糖尿病合并呼吸道感染，根据病史、流行情况，鼻咽部的症状和体征，结合周围血象和胸部 X 片检查可做出临床诊断

糖尿病合并肺结核，痰结核分枝杆菌检查是确诊的主要方法，也是制定化疗方案和考核治疗效果的主要依据。每一个有肺结核可疑症状或肺部有异常阴影的患者都必须查痰。此外，患者肺部病变严重程度按照病变的范围及有无空洞分为：①轻度：胸片无空洞病变，病灶范围不大于两个肺野；②中度：胸片有空洞病变，病灶范围不大于两个肺野；③重度：胸片有空洞病

变，病灶范围大于两个肺野。

【中医病因病机】

中医古籍中没有"糖尿病合并免疫功能低下"的病名记载，但已认识到五脏虚弱为消渴的一种原因，《灵枢·五变》中"五脏皆柔弱者，善病消瘅"即为明证。现代中医研究发现，脏腑功能衰弱也是免疫功能低下的一种原因，因此，糖尿病和免疫功能低下亦能相互影响。糖尿病合并免疫功能低下多与气阴两虚、阴阳两虚、营卫失调、正虚邪实等有关。如肺之气阴两虚，不能敷布津液，则精气下渗，卫外不固；脾气不足，运化失职，无以滋养肺肾，甚则脾气下陷，亦可精气下渗，卫外不固；肾阴亏虚，虚火上灼肺金，肾阳不足，不能上暖脾土，且又肾失固涩，皆可精气外泄，肺卫失固；营出中焦，行于脉中，卫出下焦，行于脉外，脾肾虚弱，影响营卫，调摄失职，而有所病。此外，胃热壅盛，灼伤气阴，也可伤精败脾而有所病。总之，本病发病涉及肺、脾、胃、肾及营卫，虚实夹杂，虚证为主。

【辨证论治】

（1）气阴两虚

症状： 神疲乏力，口咽干燥，尿多浑浊，时有泡沫，反复感冒，甚则感而难愈。偏于肺脾气虚者，平素声低懒言，气短而喘，胃纳不馨，大便溏薄，咳则痰薄而白，或见面浮肢肿；舌质淡胖，苔薄白滑，脉细虚。偏于肺肾阴虚者，平素干咳少痰，腰膝酸软，形体消瘦；舌质嫩红，苔薄净，或光剥，脉细数。

治法： 益气养阴。

处方： 芪麦六味汤加减。偏于肺脾气虚者，合参苓白术散（《太平惠民和剂局方》），或玉屏风散（《世医得效方》）加减；偏于肺肾阴虚者，合沙参麦冬汤（《温病条辨》），或二至丸（《医方集解》）加减。

用药： 黄芪、当归、麦冬、生地黄、丹皮、萸肉、泽泻、茯苓、山药等。偏于肺脾气虚者，加党参、炒白术、炒扁豆、陈皮、生甘草、莲子、砂仁、生薏苡仁等，或加炒白术、防风；偏于肺肾阴虚者，加北沙参、麦冬、桑叶、玉竹、天花粉、扁豆、生甘草等，或加女贞子、旱莲草。

加减： 其病及心，动则心悸、惶惶难安，可合生脉散（《医学启源》），若兼心脉瘀滞，心胸憋闷，或夹心痛者，加丹参、瓜蒌皮、川芎、降香等养血活血、宽胸理气之品；若兼肺胃热盛，口燥欲饮、消谷善饥者，去黄芪，加黄芩、黄连、桑叶、生地黄等泻火生津之品；若兼肝胃郁滞，脘痞嗳气、胸胁胀满，去黄芪，加五花汤（苏梗、佛手、玫瑰花、绿梅花、代代花）出入。若肺脾气虚，兼痰浊壅肺，咳嗽痰多、色白易出者，选用参苓白术散合二陈汤（《太平惠民和剂局方》）出入；兼寒饮停肺，咳嗽胸闷、痰色清稀如泡沫状、舌苔水滑者，选用参苓白术散合苓甘五味姜辛汤（《金匮要略》）出入。若肾阴不足，兼虚阳上亢，犯于头巅见头晕目眩者，选用六味地黄丸合二至丸，加枸杞子、菊花、珍珠母、天麻等平肝潜阳之品；犯于心胸见心悸心烦者，选用六味地黄丸合二至丸，加生龙骨、生牡蛎等镇静潜阳之品；若肺阴不足，虚火内盛见痰中带血、声音嘶哑者，选用沙参麦冬汤合百合固金汤（《医方集解》）出入；若肾阴不足，虚火上扰见骨蒸潮热、夜寐盗汗者，选用六味地黄丸合二至丸，加知母、黄柏、秦艽、鳖甲等清热除蒸之品。

若以风温袭表为主病机者，先以银翘散（《温病条辨》）急则治标，待风散温退再从本治疗；若以咽喉热郁为主病机者，先以利咽开结汤（黄芩、连翘、象贝、射干、薄荷、玄参、麦冬、桔梗、生甘草、三叶青）急则治标，待热消郁散再从本治疗；若以肺经痰热为主病机者，先以止咳平喘十二味（炙麻黄、杏仁、生甘草、苏子、白芥子、莱菔子、黄芩、桑白皮、芦根、三叶青、枳壳、地龙等）急则治标，待痰消热除再从本治疗。

（2）阴阳两虚

症状： 小便频数，尿液浑浊，腰膝酸软，畏寒怕冷，四肢不温，反复感冒，甚则感而难愈。面色憔悴，耳轮干枯，舌淡红，苔薄白而干，脉沉细无力。

治法： 温阳滋阴，补肾固摄。

处方： 金匮肾气丸（《金匮要略》）加减。

用药： 附子、肉桂、熟地黄、丹皮、萸肉、泽泻、茯苓、山药等。

加减： 若兼气阴两虚，神疲乏力、口咽干燥者，可合芪归玉精汤（黄芪、当归、玉竹、黄精）；若兼肾络受损，腰酸而痛、尿浊、上浮大量泡沫者，可合五子衍宗丸（《摄生众妙方》）出入，若伴瘀血阻络，再加桃仁、红花、茜草、蝉蜕等活血通络之品；若兼肺卫不固，时时自汗者，加玉屏风散（《世医得效方》）；若兼营卫失和，遇风嚏涕、咳嗽者，加桂枝汤（《伤寒论》）；若兼痰浊壅肺，胸闷气急、咳喘痰多、舌苔偏腻者，加苏子降气汤（《太平惠民和剂局方》）出入。

若以风温袭表，或咽喉热郁，或肺经痰热为主病机者，治法同气阴两虚。

（3）营卫不和

症状： 神疲乏力，迎风恶寒；或四肢欠温，动则汗出；或偏身多汗，乍寒乍热；或时有低热。平素晨起口苦，胸肋不舒，胃纳不馨，夜寐不佳，心悸胸闷，易于感冒。每遇风冷或鼻塞喷嚏、涕出清稀，或咽痒咳嗽、痰少难咯，或肌肤疹痒、游走而作。面色少华，舌淡红，苔薄白，脉缓，或弦，或浮，或虚。

治法：调和营卫。

处方：三和汤（自拟方）加减。

用药：柴胡、黄芩、半夏、党参、生甘草、生黄芪、生白术、防风、桂枝、炒白芍、生姜、红枣等。

加减：若兼寒饮伏肺，涕色清白、咯痰量多、舌苔白滑者，可合苓甘五味姜辛汤（《伤寒论》）出入；若兼风袭清窍，喉中如物梗塞、鼻闻异气加剧，甚则咳嗽频频者，加蝉蜕、僵蚕、蛇蜕、乌梅、五味子等脱敏止咳之品；若兼瘀热郁表，肌肤瘙痒，入夜为甚者，加生地黄、紫草、赤芍、丹皮、丹参等凉血解毒、透热养阴之品；若兼阴虚阳亢、心胸惶惶、时时难安者，加生龙骨、生牡蛎等镇静潜阳之品；若兼肝郁不达，胸胁不舒，呈游走性发作者，加香附、川芎等疏肝理气、通络止痛之品。

若以风温袭表，或咽喉热郁，或肺经痰热为主病机者，治法同气阴两虚。

（4）邪实正虚

症状：消谷善饥，渴喜冷饮，大便不畅，神疲易感，小便或口气臭秽，或牙龈肿痛、出血，形体消瘦。舌质偏红，苔薄黄，脉滑实数。

治法：清胃润燥。

处方：消渴降糖饮加减。

用药：知母、生石膏、玄参、苍术、黄芩、黄连、桑叶、生地黄等。

加减：若兼肠腑不通，大便不下、少腹痞满者，可合增液承气汤（《温病条辨》）出入；若兼气阴两虚，身热多汗、心胸烦热、气逆欲呕、神萎气短者，可合竹叶石膏汤（《伤寒论》）出入；若兼心肝阴虚，夜寐不宁、心悸心烦者，可合自拟宁心舒情汤（酸枣仁、淮小麦、青龙齿、茯苓、麦冬、百合）出入；若兼肺热壅盛，身热汗出、咳嗽痰黄，甚则胸闷气急者，酌情选合止咳平喘十二味（炙麻黄、杏仁、生甘草、苏子、白芥子、莱菔子、黄芩、桑白皮、芦根、三叶青、枳壳、地龙等）出入。

以上待胃热壅盛消除而见气阴两虚者，以平稳降糖饮（黄芪、山药、玄参、苍术、枸杞子、葛根、桑叶、黄连）出入善后。

【常用中成药】

（1）玉屏风颗粒：主要组成为黄芪、炒白术。具有益气、固表、止汗的功效。主治表虚不固。症见自汗恶风、面色㿠白，或体虚易感风邪者。

（2）参苓白术颗粒：主要组成为人参、茯苓、麸炒白术、山药、炒白扁豆、莲子、炒薏苡仁、砂仁、桔梗、甘草。具有健脾、益气的功效。主治脾虚湿阻。症见体倦乏力、食少便溏者。

（3）小柴胡颗粒：主要组成为柴胡、黄芩、姜半夏、党参、生姜、甘草、大枣。具有解表散热、疏肝和胃的功效。主治外感病，邪犯少阳证。症见寒热往来、胸胁苦满、食欲不振、心烦喜呕、口苦咽干者。

（4）六味地黄丸：主要组成为熟地黄、制山茱萸、牡丹皮、山药、茯苓、泽泻。具有滋阴补肾的功效。主治肾阴亏虚。症见头晕耳鸣、腰膝酸软、骨蒸潮热、盗汗遗精者。

（5）金匮肾气丸：主要组成为地黄、山药、酒炙山茱萸、茯苓、牡丹皮、泽泻、桂枝、制附子、去头牛膝、盐炙车前子。具有温补肾阳、化气行水的功效。主治肾虚水肿。症见腰膝酸软、小便不利、畏寒肢冷者。

2. 糖尿病合并阻塞性睡眠呼吸暂停低通气综合征

阻塞性睡眠呼吸暂停低通气综合征是指睡眠中因上气道阻塞引起呼吸暂停，其特征表现为口鼻腔气流停止而胸腹呼吸尚存，是一种累及多系统并造成多器官损害的睡眠呼吸疾病，是2型糖尿病常见的共病之一。糖尿病患者中阻塞性睡眠呼吸暂停低通气综合征的患病率显著高于一般人群。国外报道2型糖尿病患者合并阻塞性睡眠呼吸暂停低通气综合征 [睡眠呼吸暂停低通气指数（AHI ≥ 5）] 的患病率大约是70%（54%~87%），国内研究显示住院2型糖尿病患者阻塞性睡眠呼吸暂停低通气综合征的患病率在60%以上，诊断率小于1%。阻塞性睡眠呼吸暂停低通气综合征患者中糖尿病患病率亦明显高于正常人，肥胖的2型糖尿病患者阻塞性睡眠呼吸暂停低通气综合征的患病率达86%。

【西医发病机制】

糖尿病合并阻塞性睡眠呼吸暂停低通气综合征诱发因素多样，发病机制复杂。有研究认为，氧化应激、瘦素（又名肥胖激素，或瘦蛋白、抗肥胖因子、苗条素）水平、抵抗素变化等，可能与疾病的发生有关。另有研究发现，肥胖、高脂高热量饮食、生活不规律均为糖尿病合并阻塞性睡眠呼吸暂停低通气综合征的危险因素。国外研究发现，糖尿病所致的自主神经功能紊乱也增加了本病的危险。

【临床诊断和辅助检查】

糖尿病患者出现下列情况应想到共患阻塞性睡眠呼吸暂停低通气综合征的

可能性：包括打鼾、白天嗜睡、肥胖、严重胰岛素抵抗、糖尿病控制困难、顽固难治性高血压（以晨起高血压为突出表现）、夜间心绞痛、难以纠正的心律失常、顽固性充血性心力衰竭、反复发生脑血管疾病、癫痫、痴呆、遗尿、夜尿增多、性功能障碍、性格改变、不明原因的慢性咳嗽、不明原因的红细胞增多症等。采用多导睡眠图仪（目前诊断阻塞性睡眠呼吸暂停低通气综合征的"金标准"），可判断严重程度、定量评估睡眠结构、睡眠中呼吸紊乱及低氧情况、心电、血压的变化。采用睡眠呼吸初筛仪对于中重度阻塞性睡眠呼吸暂停低通气综合征亦为合适。

【中医病因病机】

中医古籍中没有糖尿病合并阻塞性睡眠呼吸暂停低通气综合征的记载，根据现代医家的探索，认为其可归属于"鼾证"等范畴。本病的发生与先天禀赋异常、气道不畅、呼吸不利等因素有关。饮食不节，或过食肥甘厚味，或嗜好酒酪，皆可酿生痰湿上阻气道，壅滞不畅而生疾病，偏于寒性体质者成痰浊壅滞证，偏于热性体质者成痰热内蕴证，而痰浊壅遏日久，血脉不利，亦可形成痰瘀互结证。此外，素体虚弱，劳倦内伤，而致脏腑功能失调，呼吸不和，同样可以造成此患，尤以肺脾气虚、肝肾阴虚、脾肾阳虚者较为多见。

【辨证论治】

（1）痰浊壅滞

症状： 神疲乏力，少气懒言，动则汗出，口中黏腻，夜寐鼾鸣，晨起头沉，胸闷身重，肢体不爽，小便浑浊，大便偏溏。形体肥胖，面色晦暗，胞睑色素沉着。舌质淡胖、边齿印，苔多腻，脉虚缓，或软，或濡。

治法： 益气泄浊。

处方： 降浊合剂（自拟方）。

用药： 生黄芪、生麦芽、生山楂、生葛根、生薏苡仁、生扁豆、生山药、生鸡内金、苍术、丹参、绞股蓝、决明子等。

加减： 若兼肺失宣肃，咳声重浊、痰出色白而黏者，可合二陈汤（《太平惠民和剂局方》）或三子养亲汤（《韩氏医通》）出入；若兼胃失和降，胃脘痞满，进食甘甜油腻加重，可合平胃散（《太平惠民和剂局方》）出入；若兼清窍失养，耳鸣、健忘者，加石菖蒲、远志、郁金、五味子等开窍益智之品；若兼湿热内盛，面肤油亮、发落稀疏、脚丫湿气、尿黄浊臭者，可合茵陈五苓散（《金匮要略》）出入；若兼肝阳偏亢，头晕头痛、步履不稳、血压偏高者，可合降压四味（桑寄生、天麻、石决明、夏枯草）；若兼瘀滞心脉，血脂偏高者，可合降脂四味（生蒲黄、决明子、茵陈、泽泻）。

（2）痰热内蕴

症状：夜寐鼾鸣，胸闷气粗，心烦易怒，口干而黏，渴喜热饮，喉中辘辘有声，咳嗽痰黄、黏稠，小便短赤，大便不畅。颧面红赤，舌质红，苔薄黄腻，脉滑数。

治法：清热涤痰。

处方：黄连温胆汤（《备急千金要方》）加味。

用药：黄连、姜半夏、茯苓、陈皮、生甘草、枳壳、竹茹、胆南星等。

加减：若兼心肝阴虚，心悸难平、夜寐辗转者，可合自拟宁心舒情汤（枣仁、淮小麦、青龙齿、茯苓、麦冬、百合）出入；若兼肝郁不达，烦热难安、两胁不舒者，可合越鞠丸（《丹溪心法》）出入；若兼心脉不畅，胸痛隐隐、憋闷不舒者，加丹参、瓜蒌皮、川芎、降香等养血活血、宽胸理气之品。

（3）痰瘀互阻

症状：夜寐鼾鸣，头重或痛，胸闷恶心，呕吐痰涎，健忘，面色晦暗。舌质紫暗，或有瘀斑，苔腻，舌下经脉蓝紫，脉弦涩，或弦滑。

治法：涤痰化瘀。

处方：涤痰汤（《济生方》）合通窍活血汤（《医林改错》）加减。

用药：姜半夏、胆南星、陈皮、枳壳、茯苓、党参、石菖蒲、竹茹、生甘草、赤芍、川芎、桃仁、红花等。

加减：若兼心气不足，神疲倦怠、心中悸动、隐隐作痛、胸闷气短者，可合生脉散（《医学启源》）出入；若兼阴虚阳亢，面部烘热、时时汗出者，加生龙骨、生牡蛎等平肝潜阳之品；若兼肝气不畅，两胁不舒、时欲叹息者，可合逍遥散（《太平惠民和剂局方》）出入；若兼肺热壅盛，咳嗽痰黄、时有气促者，加黄芩、桑白皮、芦根、三叶青、枳壳、地龙等清肺化痰、止咳平喘之品；若兼湿阻中焦，脘腹痞满、食入不化者，可合平胃散（《太平惠民和剂局方》）出入。

（4）肺脾气虚

症状：夜寐鼾鸣，昼日神疲，肢体困乏，声低懒言，胃纳不馨，大便溏薄，吐痰清稀而多；或见面浮肢肿。舌质淡胖，苔薄白滑，脉虚滑。

治法：健脾益肺。

处方：六君子汤（《校注妇人良方》）加味。

用药：陈皮、姜半夏、党参、炒白术、茯苓、生甘草等。

加减：若兼肺卫不固，时时自汗、反复感冒者，可合玉屏风散（《世医得效方》）；若兼中气下陷，肚腹下坠、大便溏薄，或脱肛，或内脏下垂者，可合补中益气汤（《脾胃论》）出入；若兼痰浊内滞，形体肥胖、月经后期，甚至闭经者，可合导痰汤（《校注妇人良方》）出入；若兼瘀阻清窍，头晕而痛、肢体不仁，甚者半身瘫痪，舌下经脉蓝紫者，可合补阳还五汤（《医林改错》）出入。

（5）肝肾阴虚

症状：夜寐鼾鸣、盗汗，头晕目眩，耳鸣健忘，口燥咽干，失眠多梦，腰膝酸软，五心烦热。舌红少苔，脉细而数。

治法：滋阴清火，涤痰泄浊。

处方：知柏地黄丸（《医宗金鉴》）合涤痰汤（《济生方》）加减。

用药：知母、黄柏、生地黄、丹皮、萸肉、茯苓、泽泻、山药、姜半夏、胆南星、陈皮、枳壳、党参、石菖蒲、竹茹、生甘草等。

加减：若兼虚阳上亢，头晕头痛、目干涩糊，加枸杞子、菊花、天麻、夏枯草、茶树根、石决明等平肝潜阳之品；若兼清窍失养，耳内鸣响、声如蝉叫，加远志、灵磁石、郁金、五味子、益智仁等平肝安神、开窍聪耳之品；若兼心肝血虚，夜寐不实、心胸惶惶，加生龙骨、生牡蛎、酸枣仁、淮小麦等养血宁心、镇静潜阳之品。

（6）脾肾阳虚

症状：夜寐鼾鸣，昼日神疲，形寒肢冷，腰膝、下肢不温，小便不利，五更便泄，粪质清冷，或面浮身肿，或肚腹胀大，面色㿠白。舌质淡胖，苔白滑，脉沉迟无力。

治法：健脾温肾，导痰泄浊。

处方：金匮肾气丸（《金匮要略》）合导痰汤（《校注妇人良方》）加减。

用药：附子、肉桂、熟地黄、丹皮、萸肉、泽泻、茯苓、山药、姜半夏、陈皮、生甘草、枳壳、制南星等。

加减：若兼固摄失司，大便滑脱、小便自遗者，加补骨脂、肉豆蔻、煨诃子、砂仁粉等温阳涩肠之品；若兼肝经寒滞，少腹牵引睾丸胀痛、性欲减退者，加乌药、小茴香、荔枝核、胡芦巴等祛寒止痛之品；若兼心脉寒滞，胸闷憋气，得寒加剧者，去肉桂，加桂枝、丹参、瓜蒌皮、降香、檀香等温阳通脉、宽胸理气之品；若兼水湿泛滥，头昏如蒙、肢重便泄者，加五苓散（《伤寒论》）出入。

【常用中成药】

（1）血府逐瘀丸：主要组成为柴胡、当归、地黄、赤芍、红花、桃仁、麸炒枳壳、甘草、川芎、牛膝、桔梗。具有活血祛瘀、行气止痛的功效。主治气滞血瘀。症见胸痛、头痛日久、痛如针刺而有定处、内热烦闷、心悸失眠、急躁易怒者。

（2）六君子丸：主要组成为党参、麸炒白术、茯苓、制半夏、陈皮、蜜炙甘草、大枣、生姜等。具有补脾益气、燥湿化痰的功效。主治脾胃虚弱。症见食量不多、气虚痰多、腹胀便溏等。

3. 糖尿病合并肺炎

糖尿病患者存在免疫力低下，而高血糖状态又有利于细菌生长，且抑制白细胞的趋化和吞噬能力，故容易发生感染，其中发生于肺部的感染，称为糖尿病合并肺炎。研究显示，当糖化血红蛋白大于 10% 时，更容易出现脓毒血症；当血糖小于 6.1mmol/L 时，肺炎病死率为 13.9%，而当血糖大于 14 mmol/L 时，肺炎患者病死率为 26.1%。

【西医发病机制】

糖尿病合并肺炎的发病机制也是一个多因素相结合的过程。有研究认为，机体免疫能力下降、氧化应激损伤、微血管病变、自主神经病变等均为其发病的主要原因。另有学者认为，组织蛋白非酶糖基化、IR、局部防御功能的改变亦为其发病的原因。

【临床诊断和辅助检查】

糖尿病患者 CT 影像学表现为大片状的，肺叶或者段分布的实变阴影，内部可以发现明显的支气管征象的为糖尿病合并大叶性肺炎；CT 影像学主要表现为严重的支气管血管束分布大点片状的阴影，病灶对多个肺段造成累及，双下叶、中叶以及上叶均有分布的为糖尿病合并小叶性肺炎；肺内有明显的片状渗出表现，同时 CT 影像结果还能够发现一个或者多个肺部空洞，其中含有液气平面的为糖尿病合并肺炎合并肺部脓肿的表现。

【中医病因病机】

糖尿病合并肺炎归属于中医学消渴及咳嗽、肺痈等范畴。病位在肺，涉及于胃。《素问·阴阳别论》谓："二阳结，谓之消。"《素问·通评虚实论》又谓："消瘅、仆击、偏枯……肥贵人，则膏粱之疾也。"二阳者，阳明胃也，饮食醇酒厚味，易于酿成内热，结于胃中，消烁津液而成消渴。《素问·咳论》云："此皆聚于胃，关于肺。"肺者，手太阴之所系；胃者，足阳明之所属。太阴、阳明互为表里，阳明胃热循经上迫于肺，每有肺胃壅热之象，而当感于风寒、风热、风湿、暑热之邪，皆可迅速热化而成热证。病初在表者，以风热犯肺为表现；次在里热，邪热灼津成痰，则以肺经痰热为表现；其热不除，内陷于胃，则以胃热壅盛为表现；其病经治后，多为气阴两虚，余热未净，以正虚邪恋为表现。总之，此病之辨，当注重病机的动态变化方不误治、失治。

【辨证论治】

（1）风热犯肺

症状：咳嗽频剧，气粗声嘶，喉燥咽痛，咯痰黄稠，痰出不爽，咳时汗出，鼻流黄涕，口渴欲饮，恶风头痛，或见身热。舌尖红，苔薄黄，脉浮滑数。

治法：疏风清热。

处方：银翘散（《温病条辨》）合桑菊饮（《温病条辨》）加减。

用药：银花、连翘、桑叶、菊花、桔梗、杏仁、薄荷、芦根、生甘草等。

加减：若兼热郁咽喉，加蝉蜕、僵蚕、射干、马勃等祛风利咽之品；若兼热伤肺阴，咽干灼热、饮水不解，加北沙参、天花粉等养阴清肺之品。

（2）肺经痰热

症状：咳嗽气息粗促，喉中痰鸣，痰黄量多，咯吐不爽，伴腥臭味，面赤身热，口干欲饮，胸胁引痛，咳时加剧。舌质红，苔黄腻，脉滑数。

治法：清肺化痰。

处方：千金苇茎汤（《备急千金要方》）加减。

用药：炙麻黄、杏仁、生甘草、黄芩、桑白皮、芦根、生薏苡仁、冬瓜仁、瓜蒌仁等。

加减：若兼肺热壅盛，恶寒壮热、痰中带血者，加蒲公英、鱼腥草、焦山栀、白茅根等清肺化痰、凉血止血之品；若兼痰浊阻肺，咳而喘满、夜难平卧者，可合葶苈大枣泻肺汤（《金匮要略》）。

（3）胃热壅盛

症状：遍体壮热，大汗淋漓，口渴欲饮，气急咳嗽，大便干燥。舌质红，苔薄白或薄黄，脉滑大数。

治法：清胃泻火。

处方：白虎汤加味（《伤寒论》）加减。

用药：知母、石膏、杏仁、生甘草等。

加减：若兼风袭肺卫，啬啬恶寒、淅淅恶风者，加桂枝；若兼湿阻中州，胸闷脘痞、舌苔白腻者，加苍术；若兼气阴两虚，口舌干燥、脉大无力者，加太子参。

（4）正虚邪恋

症状：身热有汗不解，心胸烦闷，神疲气短，口干欲饮，咳嗽偶有发作，或见恶心。舌质红，苔薄白或剥，脉数。

治法：益气养阴，清退余热。

处方：竹叶石膏汤（《伤寒论》）加减。

用药：竹叶、石膏、党参、麦冬、姜半夏、生甘草等。

加减：若兼胃经燥热，形体消瘦、消谷善饥、大便干燥者，加黄芩、黄连、知母、生地黄等清胃润燥之品；若兼肾气不固，腰膝酸软、尿中泡沫者，加桑螵蛸、益智仁等缩尿固精之品。

【常用中成药】

（1）清开灵颗粒：主要成分为胆酸、珍珠母、猪去氧胆酸、栀子、水牛角、板蓝根、黄芩苷、金银花。具有清热解毒、镇静安神的功效。主治上呼吸道感染、病毒性感冒、急性扁桃体炎、急性咽炎、急性支气管炎等外感风热时毒，火毒内盛证，症见高热不退、烦躁不安、咽喉肿痛、舌质红绛、苔黄、脉数者。

（2）复方鲜竹沥液：主要成分为鲜竹沥、鱼腥草、枇杷叶、桔梗、生半夏、生姜、薄荷油。具有清热化痰、止咳的功效。主治痰热壅肺证，症见咳嗽、痰黄黏稠。

（3）银黄清肺胶囊：主要组成为葶苈子、麻黄、杏仁、浙贝母、银杏叶、枇杷叶等。具有清肺化痰、止咳平喘的功效。主治慢性支气管炎急性发作之痰热壅肺证，症见咳嗽咯痰、痰黄而黏、胸闷气喘、发热口渴、便干尿黄、舌红、苔黄腻者。

三、病五脏——病肝

肝者，位于腹部，横膈之下，右胁下右肾之前而稍偏左。肝为分叶脏器，左右分叶，其色紫赤，与胆、筋、爪、目等构成肝系统，为罢极之本，魂之居也。现在医学言之，肝脏乃碳水化合物、蛋白质、脂肪三大营养素和维生素、电解质、激素等物质代谢的中心脏器。这些物质代谢与内分泌密切相关，而肝与胰腺两脏从胚胎学、解剖学和内分泌学上看关系密切，成为唇齿相依的脏器，所以糖尿病并发症难免涉及肝脏。现就西医疾病概述、发病机制、西医诊断、辅助检查，相对应中医病因病机、分型辨证、治则治法及辅助手段等对糖尿病并发肝系疾病予以分述，旨在为以后的治疗提供理论依据及研究方向。

糖尿病性肝脏疾病

肝脏是体内调节糖代谢最重要的器官，糖尿病与肝病两者关系密切，相互影响，糖尿病能导致肝脏结构及功能损害，同时肝脏疾病亦可导致糖耐量异常及糖尿病。糖尿病患者出现脂肪肝的形态改变有可能成为失控的糖尿病病程进展的时间性演变。此种演变过程纯系糖尿病引起肝脏组织学及功能的改变，称为糖尿病性肝脏疾病。二者形成恶性循环，最终预后不良。

糖尿病性肝病（diabetic liver disease，DLD）是指在糖尿病状态下的肝损害，是糖尿病引起肝组织学和功能改变的病变，为糖尿病的一种慢性并发症。引起肝脏病变最常见的为非酒精性脂肪性肝病（nonalcoholic fatty liver disease，NAFLD），NAFLD 包括单纯性脂肪肝、脂肪性肝炎、脂肪性肝纤维化和脂肪性肝硬化四个阶段。最具特征性的病变是非酒精性脂肪性肝炎（nonalcoholic steatohepatitis，NASH），其发病率呈逐年上升趋势，已引起国内外学者的重视。NAFLD 已证实与胰岛素抵抗及糖尿病关系密切，属于胰岛素抵抗综合征范畴。相关资料显示 1 型糖尿病中脂肪肝发生率为 4.5%，而 2 型糖尿病中脂肪肝发生率达到 25%~75%。此外，糖尿病患者中肝硬化发生率为 25%，其发生隐源性肝硬化的概率是一般人群的 4 倍。

【西医发病机制】

导致糖尿病性肝病的原因较多，包括肝脏脂代谢异常、营养不良、糖代谢异常、缺氧、血流动力学改变、肝铁负荷过重及胰岛素抵抗（insulin resistance，IR）等。NAFLD 的特征性病理表现为：糖原核、脂肪变性及脂肪气球样变性、混合性炎细胞浸润、Mallory 小体以及肝纤维化，常伴混合性铁沉积及胆汁淤积，严重的可出现脂肪坏死。其中仅有糖原和脂肪储积及肝细胞脂肪变性，而无其他明显组织学改变包括炎症、Mallory 小体、肝纤维化及坏死的为单纯性脂肪肝。NASH 总的病理变化是一种缓慢进展的有炎症、脂肪坏死及纤维化的脂肪性肝炎，在肝周的损害比中心区域明显。糖尿病的病程是影响非酒精性脂肪肝进展的独立高危因素。2 型糖尿病的肝脏脂肪含量增加使患者糖脂代谢恶化，糖尿病病程是肝脏脂肪含量的独立影响因素，2 型糖尿病合并非酒精性脂肪性肝病患者随着糖尿病病程的延长其肝脏脂肪含量减少，这与非酒精性脂肪性肝病向进展性纤维化发展独立相关，可导致肝脏不良结局。

【临床诊断和辅助检查】

（1）确诊为糖尿病。

（2）有肝功能异常或肝脏肿大。

（3）排除其他肝病如甲、乙、丙、丁等各型病毒性肝炎、酒精肝、肝占位病变、寄生虫及其他各种原因引起的肝病。

（4）应用胰岛素强化治疗短期内肝功能恢复正常或肝脏迅速缩小。

（5）糖尿病性肝病有其较为特殊的病理形态学变化：肝糖原沉积，核内糖原空洞；肝细胞脂肪变性；肝微血管病变；脂肪肉芽肿；Mallory 小体；间质纤维组织增生。胞核内糖原空洞是糖尿病性肝病最具特征性的病理改变，是糖尿病性肝脏病变重要的诊断依据。

因此，确诊糖尿病性肝病应经肝活检做病理学检查，符合上述 1~4 项标准临床上可诊断糖尿病性肝病。

【西医治疗】

糖尿病患者因血糖控制不良造成糖尿病肝损伤在临床上较为常见，控制血糖是治疗糖尿病性肝病的关键所在。西医治疗上主要针对糖尿病本身，如高纤维低糖低脂饮食、控制体重、控制血糖、使用噻唑烷二酮类和二甲双胍类药物改善胰岛素抵抗等。对于肝功能异常者可合理选用保肝药物，如多烯磷脂酰胆碱、水飞蓟素、维生素 E 及熊去氧胆酸等辅助治疗，但不宜同时选用 2 种以上药物。糖尿病患者口服降血糖药治疗也是引起肝脏病变的原因之一，尤其在已存在肝功能异常或肝病的患者中发生肝功能衰竭及死亡的概率明显升高。注意密切监测肝酶，如患者转氨酶高于正常上限 3 倍或出现显著异常，需及时停药并应换用胰岛素治疗。对于糖尿病肝病合并高 TG 和低 HDL、胰岛素抵抗者，是否应用降脂药存在争议，我们认为对于肝功能正常者可酌情使用。

胰岛素强化治疗糖尿病肝病时，在给予糖尿病饮食的基础上，以小剂量胰岛素持续静脉滴注，要求空腹血糖控制在 6mmol/L 以下，餐后 2 小时血糖水平在 8mmol/L 以下，全天血糖控制在 10mmol/L 以下，糖化血红蛋白（HbA1c）小于 6.5%，可使肝功能好转，优于常规的皮下注射胰岛素治疗效果。

【中医病因病机】

中医并无非酒精性脂肪性肝病的病名，目前多将其归为"胁痛""痰浊""积证""肥气病"等范畴。传统中医无脂肪肝诊断标准，借助西医学理化检查手段，采用西医辨病和中医辨证相结合的辨识模式，已成为中医同仁的共识。此病病位以肝脾肾为主，病机为湿阻、痰凝、气滞、血瘀、食积等导致肝失条达，气血不畅。脂肪可谓膏脂，《灵枢·五癃津液别》有云："五谷之津液和而为膏。"津液之形成与肝主疏泄、脾主运化、肾主水生理功能密切相关。肝主疏泄，可维持气血、津液的运行，疏利三焦、通调水道，若肝失疏泄，气机阻滞，津液不化，则气血津液分布失司，水停聚而生痰。如《灵枢·百病始生》云："肝之积，曰肥气。"脾主运化，既对水液有吸收、转输、散布的功能，又有对食物消化吸收的作用。若嗜食肥甘厚腻，则胃中浊气熏蒸生痰；或脾之运化失司，津液输布失常，聚湿生痰。肾主水，具有代谢津液、维持水液平衡的作用。《医宗必读·水肿胀满论》曰:"脾土主运行,肺金主气化,肾水主五液。凡五气所化之液,悉属于肾;五液所化之气,悉属于肺;转输之脏,以制水生金者,悉属于脾。"若肾主水的功能失调、气化失司,津液则可停聚而为痰湿。正如《石室秘录》曰:"肥人多痰。"脂肪肝的酿生,津液的代谢输布与肝失疏泄、脾失健运、肾失气化密切关联。非酒精性脂肪性肝病的病因病机可归纳为由饮食不节、劳逸失常、情志失调、正气亏虚而致早期脾失健运,肝郁气滞,继而痰湿内生,痰湿日久化热,久病成瘀,瘀血阻滞,痹阻于肝脏脉络,痰浊瘀血结聚于肝脏发为本病。

【辨证论治】

(1)肝郁脾虚

症状: 郁郁寡欢,意志消沉,胸胁苦满,甚至烦躁易怒,胁肋胀痛或隐痛,四肢乏力,纳差嗳气;或有腹痛便溏,肠鸣矢气,脘闷食少;或有恶心,腹胀,胁痛如刺,肌肉消瘦,赤痕纹缕及妇女月经不调等。舌淡或胖,苔薄白或腻,脉弦细或沉细。

治法: 疏肝健脾,理气和中。

处方: 偏于气郁者,方选柴胡疏肝散(《医学统旨》)合四君子汤(《太平惠民和剂局方》)加减;偏于脾虚者,方选香砂六君子汤(《古今名医方论》)合逍遥散(《太平惠民和剂局方》)加减;两者兼有者,方选四逆散(《伤寒论》)合异功散(《小儿药证直诀》)加减。

用药: 偏于气郁者,陈皮、柴胡、川芎、香附、枳壳、芍药、甘草,党参、白术、茯苓、甘草等;偏于脾虚者,木香、砂仁、党参、白术、茯苓、炙甘草、陈皮、半夏、当归、白芍、柴胡、薄荷等;两者兼备者,柴胡、芍药、枳壳、甘草、党参、白术、茯苓、陈皮等。

加减: 若脘腹胀满、嗳气矢气则舒者,加大腹皮、莱菔子、佛手片、香橼皮等健脾理气、宽中下气之品;若大便溏薄、完谷不化者加木香、白扁豆、怀山药等健脾化湿之品;若大便黏腻、里急后重者,加木香、黄芩、黄连等清热燥湿之品;若乏力疲倦、动则气短者,加党参、黄芪等补中益气之品;若胁痛明显、心烦口苦者,加延胡索、川楝子、郁金等疏肝解郁、行气止痛之品;若胁痛口苦、嘈杂吞酸者,加黄连、吴茱萸、象贝、海螵蛸等泻火制酸之品;若视物模糊、口干便干者,加枸杞子、桑椹子等滋养肝阴之品。

(2)脾虚湿痰

症状: 脘闷不舒,倦怠乏力,恶心纳呆,腹胀矢气,胸胁胀痛。舌胖大有齿痕,苔腻或厚腻,脉弦或濡。

治法： 燥湿泄浊，健脾行气。

处方： 偏于脾虚者，方选参苓白术散（《太平惠民和剂局方》）合二陈汤（《太平惠民和剂局方》）加减；偏于痰湿者，方选平胃散（《简要济众方》）合四苓散（《丹溪心法》）加减。

用药： 偏于脾虚者，白扁豆、白术、茯苓、甘草、桔梗、莲子、党参、砂仁、山药、薏苡仁、陈皮、半夏等；偏于痰湿者，苍术、厚朴、陈皮、甘草、白术、猪苓、茯苓、泽泻等。

加减： 若疲倦乏力、肛门坠胀、便不净感者，加黄芪、升麻、柴胡、葛根等补气升提之品；若腹胀纳差者，加木香、焦麦芽等理气消食之品；若晨起口干苦者，加黄芩、柴胡等清热泻火之品；若大便黏腻、头重肢困者，酌情合三仁汤（《温病条辨》）加减；若喉如痰塞、头重耳闷者，加石菖蒲、竹茹、胆南星等开窍化痰之品；若脘腹胀满、嗳气则舒者，加青皮、大腹皮等宽中行气之品。

（3）湿热内蕴

症状： 胸脘痞闷，胁肋胀痛，恶心呕吐，大便秘结或哕而不爽，困倦乏力，小便黄，口干。舌红，苔黄腻，脉濡数或滑数。

治法： 清热利湿，健脾助运。

处方： 湿热相搏，气机不利者，可选用茵陈蒿汤（《伤寒论》）合小柴胡汤（《伤寒论》）；肝胆实火，湿热下注者，可选用龙胆泻肝汤（《医方集解》）加减。

用药： 湿热相搏，气机不利者，茵陈、栀子、大黄、柴胡、半夏、人参、甘草、黄芩、生姜、大枣等；肝胆实火，湿热下注者，龙胆草、栀子、黄芩、通草、泽泻、车前子、柴胡、甘草、当归、生地黄等。

加减： 若腹胀食积者，加神曲、麦芽、鸡内金等健胃消食之品；若大便稀溏、身重苔白者，加厚朴、薏苡仁、白豆蔻等行气除湿之品；若胁肋剧痛者，加川楝子、延胡索等行气止痛之品；若黄疸明显者，加垂盆草、平地木、虎杖等清热解毒、利湿退黄之品；若血瘀夹湿者，加桃仁、赤芍、泽兰等通络利湿之品。

（4）痰瘀互结

症状： 胁肋刺痛，胁下痞块，乏力，面色晦滞，脘腹痞满，纳差，口黏，便溏不爽。舌淡暗边有瘀斑，苔白腻，脉弦滑或涩。

治法： 活血化瘀，祛痰散结。

处方： 偏于瘀血者，方选复元活血汤（《医学发明》）加减；偏于夹痰者，方选血府逐瘀汤（《医林改错》）合二陈汤（《太平惠民和剂局方》）加减。

用药：偏于瘀血者，柴胡、瓜蒌根、当归、红花、甘草、穿山甲、大黄、桃仁等；偏于夹痰者，方选桃仁、红花、当归、生地黄、牛膝、川芎、桔梗、赤芍、枳壳、甘草、柴胡、陈皮、半夏、茯苓等。

加减：若血瘀甚者，加三棱、丹参、山楂、五灵脂等活血散瘀之品；若疼痛严重者，加蜈蚣、全蝎等通络止痛之品；若痰湿重者，加胆南星、白芥子等化痰通络之品；若血压偏高者，加夏枯草、石决明、菊花等平肝降压之品；若脘腹胀满者，加厚朴、木香、槟榔等行气导滞之品。

（5）肝肾不足

症状：肝区隐痛，胁下痞块，腹部胀满，心烦烘热，耳鸣多梦，口干乏力，腰膝酸软。舌质暗红，舌小有裂纹，苔少或无苔，脉弦细。

治法：滋补肝肾，疏肝柔肝。

处方：偏于阴虚肝郁者，方选杞菊地黄丸（《审视瑶函》）合一贯煎（《续名医类案》）加减；偏于阴虚肝旺者，方选王师自拟养血平肝汤加减。

用药：偏于阴虚肝郁者，枸杞子、菊花、生熟地黄、酒萸肉、牡丹皮、山药、茯苓、泽泻、北沙参、麦冬、当归、川楝子等；偏于阴虚肝旺者，枸杞子、菊花、白芍、钩藤、丹参、葛根、川芎、黄芪、当归、生牡蛎、天麻、女贞子、旱莲草等。

加减：若心烦寐差者，酌情合王师自拟宁心舒情汤（酸枣仁、淮小麦、茯苓、麦冬、百合、青龙齿）加减；若肝热风阳上逆、头晕胀痛者，可合羚角钩藤汤（《通俗伤寒论》）加减；若心烦脘痞者，加柴胡、白蒺藜、枳壳、生麦芽等平肝解郁之品；若骨蒸潮热、筋骨痿软者，加龟甲、鳖甲、牡蛎、女贞子、旱莲草等滋阴潜阳、填精生髓之品；若乏力消瘦、四肢不温、口渴欲饮、小便量多者，此乃肝阳不足累及肾阳之象，方选金匮肾气丸（《金匮要略》）加减。

【常用中成药】

（1）血脂康胶囊：主要组成为红曲。具有除湿祛痰、活血化瘀、健脾消食的功效。主治脾虚痰瘀阻滞证的气短、乏力、头晕、胸闷、腹胀、食少纳呆等；高脂血症；也可用于由高脂血症及动脉粥样硬化引起的心脑血管疾病的辅助治疗。

（2）龙胆泻肝丸：主要组成为龙胆、柴胡、黄芩、栀子（炒）、泽泻、木通、车前子（盐炒）、当归（酒炒）、地黄、炙甘草。具有清肝胆、利湿热的功效。主治肝胆湿热，头晕目赤，耳鸣耳聋，胁痛口苦，尿赤，湿热带下。

（3）胆宁片：主要组成为大黄、虎杖、青皮、白茅根、陈皮、郁金、山楂。具有疏肝利胆、清热通下之功效。主治肝郁气滞，湿热未清所致的右上腹隐隐作痛、食入作胀、胃纳不香、嗳气、便秘；慢性胆囊炎见上述证候者。

（4）降脂宁肝胶囊：主要组成为泽泻、苍术、三七、厚朴、山楂、柴胡、茵陈。具有活血化瘀、疏肝理气之效。主治痰浊、湿热、血瘀、气滞等原因引发的脂肪肝。

糖尿病与肝脏病并存

糖尿病与肝病并存疾病，包括糖尿病合并肝硬化、糖尿病合并原发性肝癌等。两者可互相影响，形成恶性循环，严重影响预后。合并 NAFLD 的 2 型糖尿病患者随着糖尿病病程的延长，发生肝脏纤维化的风险增加，纤维组织逐渐替代了以往脂肪累积的炎症肝细胞，使得肝脏脂肪含量下降，预示着发生进展性肝病和肝脏不良结局，肝纤维化正是肝硬化的前期病变，研究显示糖尿病和肝硬化在原发性肝癌的发生、发展中有协同作用。临床上患者存在患有糖尿病的同时患其他肝病的可能，在治疗上应遵循两种疾病治疗原则，并建议首选胰岛素治疗。

【西医发病机制】

该病情的发生一般是由于先患糖尿病，尔后感染肝炎病毒（B 型、C 型病毒，一部分为未知的病毒），又未能清除病毒以至发展为肝硬化，尤其是 C 型肝硬化与 2 型糖尿病的并存最为多见。导致肝细胞癌的疾病状况可能依次为高胰岛素血症、脂肪分解增加、肝细胞脂肪聚集和反应性氧化体系形成伴氧化应激。氧化应激导致 DNA 损伤和细胞死亡，治愈过程中细胞增殖和纤维化形成，从而导致肝硬化。然而，在此过程中发生多种遗传学改变，包括 DNA 错配修复蛋白缺陷，导致微卫星和染色质不稳定，而易发生恶性变。糖尿病相关的高胰岛素血症和肝细胞炎症可协同促进其形成。糖尿病是肝硬化患者发生原发性肝癌的危险因素，与 HBV/HCV 感染、嗜酒在原发性肝癌的发生存在协同作用。在丙型肝炎肝硬化患者最为明显。年龄分层后，糖尿病仍可增加肝硬化患者并发原发性肝癌的风险。

【临床诊断和辅助检查】

糖尿病合并肝脏病患者多有肝损伤症状不典型、体征不突出等特点，多无蜘蛛痣、肝掌、脾大等表现，且实验室检查胆红素、转氨酶及白蛋白大多数为轻度异常，多数患者由多食易饥变为恶心、厌食、呕吐、腹痛、腹胀等症状才发现有糖尿病合并肝损伤情况，部分患者直至肝硬化时才出现典型症状体征。首先明确诊断糖尿病的病程，并发肝硬化、原发性肝癌，可通过血液生化检查、肿瘤标志物检查、影像学检查（腹部 B 超、CT、磁共振、正电子发射计算机断层成像、选择性肝动脉造影）、肝穿刺活体组织检查等提高诊断的准确性。

【中医病因病机】

糖尿病合并肝脏病在中医学中无明确记载，当属于"消渴""消瘅""肝癖""胁痛""积聚"等范畴，肝积为五脏积之一，指肝脏体积增大，按之有形，《难经》有云："肝之积，名曰肥气，在左胁下，如覆杯，有头足，久不愈，令人发咳逆，痎疟，连岁不已。"又云："脾之积名曰痞气，在胃脘，覆大如盘，久不愈，令人四肢不收，发黄疸，饮食不为肌肤。"古人在实践观察的基础上提出这一结论，只是描述时提法不同，在实际内容上与西医学是一致的。王师认为，消渴日久，正气虚弱，肝为邪扰，湿热、疫毒、酒毒等首发于肝，肝脏受损，肝失疏泄，肝气、肝郁、肝热、肝火、肝瘀、肝风等肝经实证渐现，久之伤阴损阳，肝阴（血）虚、肝阳（气）虚，诸证渐出，影响脏腑功能及气血津液运行，由此产生多种病理变化。本病应归于本虚标实之证，以肝、脾、肾为主要病变脏腑，病邪久稽更伤其正，而肝气郁滞、脾失健运、阴血耗损、痰血瘀阻则是疾病发展过程中一系列的病理改变，彼此互为因果。

临床上糖尿病合并肝脏病的治疗，当不为西医诊断印定眼目，而应从证出发，辨证与辨病相结合，取其互补之妙，抓住主症或特征性证候，选择高效方药，使辨证论治真正落到实处，以期效如桴鼓。

【辨证论治】

（1）肝郁脾虚

症状：倦怠乏力，腹胀纳差，嗳气胁痛，大便溏薄。面色萎黄，入暮可有足胫微肿。舌体胖大、边有齿痕，舌质淡暗，苔薄白或白腻，脉弦细。

治法：疏肝健脾，兼以活血。

处方：王师自拟方调肝理脾汤加减。

用药：柴胡、炒白芍、炒枳壳、生甘草、陈皮、党参（太子参）、炒白术、茯苓、防风、山药、淮小麦、木香等。

加减：若胃脘痞胀、嗳气则舒者，加青皮、大腹皮等理气除满之品；若胃纳欠香、食后脘痞者，加鸡内金、焦山楂、神曲等消食和胃之品；若食少便溏者，加党参、炒扁豆、炒薏苡仁等健脾益气、利湿和胃之品；若消谷善饥、口臭、苔黄者，加木香、黄连等清热燥湿之品，若苔黄质燥者，当酌情加玄参、生地黄等滋阴润燥之品；若胁下扪及癥块者，可加海藻、昆布等软坚散结之品；若肝癌或者肝硬化者，可酌情加入白花蛇舌草、半枝莲、白英等清热解毒之品。

（2）气滞血瘀

症状：肝脾肿大，质地较硬，胁痛，纳差乏力，面色萎黄、暗黑，蜘蛛痣，肝掌。舌质紫暗，舌边有瘀斑，脉沉弦无力。

治法：行气活血，化瘀通络。

处方：柴胡疏肝散（《医学统旨》）合血府逐瘀汤（《医林改错》）加减。

用药：陈皮、柴胡、川芎、香附、枳壳、芍药、甘草、桃仁、红花、当归、生地黄、牛膝、桔梗、赤芍等。

加减：若胀痛明显者，加乌药、青皮等理气止痛之品；若刺痛明显者，加蒲黄、川楝子、制乳没等化瘀止痛之品；若肿块明显者，加三棱、莪术、鳖甲、穿山甲、猫爪草等化瘀散结之品。

（3）脾虚湿阻

症状：脘腹胀大，叩之如鼓，按之坚硬，青筋暴露，两胁胀痛，胸闷纳呆，恶心欲吐，下肢浮肿，小便短少，大便溏薄。面色萎黄，舌质淡，苔白腻，脉沉弦。

治法：运脾利湿，理气行脾。

处方：胃苓汤（《丹溪心法》）加减。

用药：厚朴、苍术、陈皮、甘草、茯苓、猪苓、泽泻、白术、桂枝等。

加减：若胁痛甚者，加延胡索、三七粉、制乳没等理气活血之品；若腹胀重者，加枳实、大腹皮等理气除满之品；若便溏苔厚者，加肉豆蔻、草果健脾燥湿之品；若脾虚甚者，加人参等大补元气之品；若身热口苦，苔转黄腻者，加黄连、黄芩等清热燥湿之品。此外，根据邪毒轻重，可加白花蛇舌草、半枝莲、龙葵等清热解毒之品。

（4）瘀血阻络

症状：腹肿大坚满，按之不陷而硬，腹壁青筋显露，胁下有硬块，按之不移，大便色黑，小便短少，形体消瘦，两目暗黑，皮肤粗糙，齿衄，头颈胸腹部红点赤缕。舌质暗红，苔白糙，脉沉细弦涩。

治法：利气行水，祛瘀生新。

处方：实脾饮（《济生方》）加减。

用药：干姜、附子、白术、茯苓、炙甘草、厚朴、大腹皮、草果仁、木香、木瓜、生姜、大枣等。

加减：若胁痛甚者，加莪术、延胡索等活血行气止痛之品；若黄疸明显者，加绵茵陈、车前草、萹蓄等利湿退黄之品；若气虚者，加党参、黄芪、白术等健脾益气之品。

（5）脾肾阳虚

症状：腹大如鼓，畏寒肢冷，神疲乏力，小便清白，大便稀溏，下肢浮肿。舌质淡，苔白滑，脉沉细无力。

治法：健脾温肾，化气行水。

处方：附子理中汤（《三因极一病证方论》）合五苓散（《伤寒论》）加减。

用药：附子、党参、白术、干姜、炙甘草、泽泻、茯苓、猪苓、桂枝等。

加减：若肿胀畏寒者，加肉桂、怀牛膝、车前子等温阳利水之品；若恶心呕吐者，加生姜、半夏、陈皮等和胃止吐之品；若腹泻畏寒者，加补骨脂、肉豆蔻等温阳止泻之品；若腰酸膝软、畏寒耳鸣、夜尿增多者，可酌情合用肾气丸（《金匮要略》）加减。

（6）肝肾阴虚

症状：腹大胀满，全身无力，鼻衄牙宣，午后潮热，寐中盗汗，手足心热，口干咽燥，尿色黄赤，大便干结，肢体消瘦，面色灰滞，两颧微红，蛛痣，肝掌。舌绛红，苔少，脉细数。

治法：滋补肝肾，清热凉血。

处方：一贯煎（《续名医类案》）加减。

用药：北沙参、麦冬、当归、生地黄、枸杞子、川楝子等。

加减：若出血多者，加仙鹤草、三七、生槐花等止血之品；若黄疸者，加虎杖根、绵茵陈等利湿退黄之品；若腹水甚者，加玉米须、车前子等清热利尿之品；若口干者，加石斛、天花粉、芦根等养阴生津之品，亦可用西洋参泡茶；若大便干者，加火麻仁、瓜蒌仁等润肠通便之品；若鼻衄、牙宣者，加大小蓟、茜草、白茅根等凉血止血之品；若肝硬化者，加鳖甲、鸡内金、生山楂、丹参、半枝莲、白花蛇舌草等解毒活血、软坚散结之品；若肝阴不足者，加桑椹子、二至丸等滋养肝阴之品；若阴虚火旺者，加黄柏、知母等清热泻火、滋阴润燥之品。

【常用中成药】

（1）大黄䗪虫丸：主要组成为熟大黄、土鳖虫（炒）、水蛭（制）、虻虫（去翅足、炒）、蛴螬（炒）、干漆（煅）、桃仁、苦杏仁（炒）、黄芩、地黄、白芍、甘草等。具有活血破瘀、通经消癥的功效。主治瘀血内停之腹部肿块、肌肤甲错、目眶暗黑、潮热羸瘦、经闭不行。

（2）鳖甲煎丸：主要组成为鳖甲胶、阿胶、蜂房（炒）、鼠妇虫、土鳖虫（炒）、蜣螂、硝石（精制）、柴胡、黄芩、半夏（制）、党参、干姜、厚朴（姜制）、桂枝、白芍（炒）、射干、桃仁、牡丹皮、大黄、凌霄花、葶苈子、石韦、瞿麦。具有活血化瘀、软坚散结的功效。主治胁下癥块，能够有效抑制肝纤维化的发展。

（3）桂枝茯苓丸：主要组成为桂枝、茯苓、牡丹皮、赤芍、桃仁。具有活血、化瘀、消癥的功效。主治妇人宿有癥块，或血瘀经闭，行经腹痛，产后恶露不尽等，对于肝硬化的治疗颇有见效。

（4）扶正化瘀胶囊：主要组成为丹参、发酵虫草菌粉、桃仁、松花粉、绞股蓝、五味子（制）。具有活血祛瘀、益精养肝的功效。主要用于乙型肝炎肝纤维化属"瘀血阻络，肝肾不足"证者，症见胁下痞块，胁肋疼痛，面色晦暗，或见赤缕红斑，腰膝酸软，疲倦乏力，头晕目涩，舌质暗红或有瘀斑，苔薄或微黄，脉弦细。

（5）复方鳖甲软肝片：主要组成为鳖甲（制）、莪术、赤芍、当归、三七、党参、黄芪、紫河车、冬虫夏草、板蓝根、连翘。具有软坚散结、化瘀解毒、益气养血的功效。主治慢性乙型肝炎肝纤维化，以及早期肝硬化属瘀血阻络、气血亏虚兼热毒未尽者。症见：胁肋隐痛或胁下痞块，面色晦暗，脘腹胀满，纳差便溏，神疲乏力，口干且苦，赤缕红丝等。

❀ 肝与糖尿病兼症（变症）关系的具体展现 ❀

1. 糖尿病性肌萎缩

糖尿病性肌萎缩又称为糖尿病骨骼肌病变，其主要表现为肌肉萎缩、乏力，甚至肌痛、局部肿胀等。致病机制可能为糖尿病所致微循环障碍及大血管动脉粥样硬化，肌肉组织慢性缺血缺氧，产生一系列炎性免疫反应致其坏死，当病变范围扩大到一定程度则出现临床症状。

中医上可辨为"消渴"病中的"肌萎""血痹"范畴。《赤水玄珠》："病消渴，舌上赤裂，饮水无度，小便数多……甚则四肢痿弱无力……"消渴之为病，阴虚为本，燥热为标，加之久病必虚、久病必瘀、久病入络，伤五脏损六腑，肝血不足，肾精亏虚，肝不主筋，肾不主骨，髓枯筋痿；亦可因实致虚，痰浊、瘀血留滞不化，下注肝肾，久则筋骨失养，则肌肉日渐萎缩、肢体软弱无力。故此病为本虚标实之证。

（1）气虚血瘀证：症见肢端时痛，多呈刺痛，下肢为主，入夜痛甚，肢体麻木，如有蚁行感。平素神疲倦怠，气短乏力，腰腿酸软，自汗畏风，易于感冒。面色㿠白，舌质淡暗，或有瘀点，苔薄白，脉沉涩或细涩。治法：补气活血，化瘀通络。方药：补阳还五汤（《医林改错》）合八珍汤（《瑞竹堂经验方》）加减。酌加丹参活血止痛，桑枝利关节、养津液，伸筋草舒筋活络，枸杞子养肝肾阴，牛膝补肝肾、强腰膝，并引经入肝肾。

（2）阴虚血瘀证：症见手足麻木，伴四肢挛急、疼痛，部分患者疼痛颇剧，状如针刺。平素头晕目眩，腰酸耳鸣，五心烦热。舌红少苔，脉弦细或细数。治法：滋阴活血，柔筋缓急。方药：芍药甘草汤（《伤寒论》）合四物汤（《太平惠民和剂局方》）加减。若肌肉疼痛重者，可加地龙、桑枝、鸡血藤、丹参等养血舒筋通络之品；若筋脉拘急、作痛剧烈者，可加丹参、木瓜等活血舒筋之品；若偏于肾阴虚者，可加女贞子、山萸肉、生地黄等补益肾阴之品；若头晕目眩者，可加天麻、钩膝、夏枯草等平肝息风之品；若腰酸膝软、目涩者，可加女贞子、旱莲草、枸杞子、桑椹子等补益肝肾之品；若肾阴虚、相火旺，伴有遗精早泄者，去肉桂，加黄柏、丹皮、金樱子等清泄相火、固涩收敛之品；若偏于肝阴虚者，可重用白芍、枸杞子、生地黄等，以达养肝柔肝之效。

（3）痰瘀阻络证：症见肢体麻木不止，常有定处，足如踩棉，肢体困倦，头重如裹，昏蒙不清，体多肥胖，口黏乏味，胸闷纳呆，腹胀不适，大便黏滞。舌质紫暗，舌体胖大有齿痕，苔白厚腻，脉沉滑或沉涩。治法：祛痰化瘀、宣痹通络。方药：指迷茯苓丸（《证治准绳》）合黄芪桂枝五物汤（《金匮要略》）加减。若肢体麻木如有蚁行者，可加独活、防风、僵蚕等活血祛风通络之品；若畏寒肢冷者，可加桂枝、白芍等温阳通络和营之品；若湿痰盛，呕吐恶心者，可加川朴、苍术、砂仁等和胃健脾之品；若痰浊流窜，痛麻部位不定者，为风痰，可加白附子、制南星等祛风涤痰之品。

2.糖尿病性视网膜病变

糖尿病性视网膜病变的发病机制复杂，高血糖是其重要的始动因素，可能还与多元醇通路、蛋白激酶 C、氧化应激、糖基化终末产物、血管生长因子、黏附分子等诸多机制有关。其主要临床表现为：视物模糊，视力下降，眼前有黑影飞动或不动，重者可失明，部分病人可有颜色辨别能力障碍，眼内压增高的患者可有疼痛。早期病变不影响黄斑部时，患者无任何自觉症状。

可归为中医学的"视瞻昏渺""萤星满月""血灌瞳仁""暴盲"等范畴。金·刘完素在《三消论》中指出："夫消渴者，多变聋盲目疾、疮痈痤痱之类。"明·戴元礼在《证治要诀》中亦有"三消久之，精血既亏，或目无所见"的记载。肝开窍于目，消渴伤肝，目失所养，其疾乃生。有人认为"眼底神经，视网膜病多与肝相关"（周宜强．糖尿病研治新论．北京：中国医药科技出版社，1997）。

（1）肝肾阴虚证：症见视物昏蒙不清，两目干涩，久视更甚，腰膝酸软，耳鸣耳聋，咽干口燥，五心烦热，失眠多梦，消瘦较甚。舌红少苔，脉细数。治以滋肾柔肝，方用杞菊地黄丸（《审视瑶函》）加减。

（2）阴虚血瘀证：症见视物不清，面色暗，口渴不多饮，或口干舌燥，腰膝酸软，心烦失眠，肢体麻或痛。舌质暗或有瘀斑，脉细数或弦涩。治以养阴柔肝、活血通络，方用血府逐瘀汤（《医林改错》）加减。

（3）阴虚火旺证：多见于非增殖型糖尿病性视网膜病变。症见咽干口燥，渴喜冷饮，心烦畏热。舌红苔黄，脉细数。眼底检查可见散在微血管瘤，点状出血，色鲜红。治以育阴柔肝、清热凉血，方用知柏地黄汤（《医宗金鉴》）加减。

（4）肝郁（化火）脾虚证：多见于非增殖型糖尿病性视网膜病变。临床症见情志不舒，口咽干燥，胸闷脘痞，便溏或便秘。舌红苔薄白或薄黄，脉弦。眼底检查可见微血管瘤。治以培土柔肝、益气养血，方用丹栀逍遥散（《内科摘要》）加减。

3. 糖尿病性周围神经病

糖尿病性周围神经病主要表现为四肢远端的感觉、运动障碍，肢体发麻、挛急疼痛，肌肉无力、萎缩，腱反射减弱甚至消失。其发病机制主要与代谢途径和生长因子有关。代谢途径包括多元醇旁路亢进、肌醇耗竭、非酶促糖基化产物（ACE）的沉积、局部血流微循环障碍、线粒体超氧化物产生过多、脂代谢紊乱及神经营养因子缺乏等。而生长因子则主要与神经膜细胞的合成和凋亡有关，施万细胞的损害会导致脱髓鞘，减慢神经的传导速度和轴索毁坏。

中医上多将其归属于"痹证""血痹""麻木""痿证"等范畴。常见消渴病，全身痛无定处或麻木莫名。《傅青主男科·满身皆痛》说："手足心腹一身皆痛，将治手乎？治足乎？治肝为主，盖肝气一舒，诸痛自愈。"本病是因消渴（糖尿病）日久，耗伤气阴，阴阳气血亏虚，血行瘀滞，脉络痹阻所致，属本虚标实证。病位在肌肤、筋肉、脉络，内及肝、肾、脾等脏腑，以气血阴阳亏虚为本，痰瘀阻络为标。糖尿病患者多有四肢挛急、抽筋、腰骶足跟疼痛等表现，尤其后期多并发骨质疏松症，容易骨折。其病理基础为肝肾精血不足，盖"肾主骨生髓""肝主血主筋"，肝肾精血不足则四肢挛急、抽筋、腰痛骨折。治疗当以养肝益肾、填精益血为主。

（1）气虚血瘀证：症见手足麻木，如有蚁行，肢末时痛，多呈刺痛，下肢为主，入夜痛甚。平素气短乏力，神疲倦怠，自汗畏风，易于感冒。苔薄白，舌质淡暗，或有瘀点，脉细涩。治法：补气活血，化瘀通络。主方：补阳还五汤（《医林改错》）加减。若气虚明显者，可加重黄芪用量，以加强补气之功，取其以补气来行血通络之功；若气短自汗明显者，可加太子参、麦冬等益气敛汗止阴之品；若易于感冒者，可加白术、防风，取其玉屏风散益气固表之功；若血虚明显者，可加熟地黄、阿胶，取其行中有补、增水行舟之功；若病变以上肢为主者，加桑枝、桂枝尖；若以下肢为主者，加川牛膝、木瓜。

（2）阴虚血瘀证：症见肢体麻木，腿足挛急，酸胀疼痛，或肢体灼热，或小腿抽搐，夜间为甚。平素五心烦热，失眠多梦，皮肤干燥，腰膝酸软，头晕耳鸣，口干少饮，多有便秘。舌质嫩红或暗红，苔花剥少津，脉细数或细涩。治法：滋阴活血，柔筋缓急。方药：芍药甘草汤（《伤寒论》）合四物汤（《太平惠民和剂局方》）加减。若腿足挛急、时发抽搐者，加全蝎、蜈蚣，取其与芍药甘草汤共奏酸甘化阴、柔筋止痉之功；若头晕耳鸣、失眠多梦者，可加生龙骨、生牡蛎、柏子仁、炒酸枣仁等平肝重镇、养心安神之品；若五心烦热者，可加地骨皮、胡黄连等清虚热之品；若大便秘结者，可加生大黄等通腑泄热之品。

（3）阳虚寒凝证：症见肢体麻木不仁，四末冷痛，得温痛减，遇寒痛增，下肢为著，入夜更甚。平素神疲乏力，畏寒怕冷，倦怠懒言。苔白滑，舌质暗淡或有瘀点，脉沉紧。治法：温经散寒，通络止痛。方药：当归四逆汤（《伤寒论》）加减。若以下肢，尤以足痛为甚者，可酌加续断、牛膝、鸡血藤、木瓜等活血祛瘀之品；若内有久寒，兼有水饮呕逆者，可加吴茱萸、生姜等散寒止呕之品。

（4）痰瘀阻络证：症见麻木不止，常有定处，足如踩棉，平素肢体困倦，头重如裹，昏蒙不清，体多肥胖，口黏乏味，胸闷纳呆，腹胀不适，大便黏滞。舌质紫暗，舌体胖大有齿痕，苔白厚腻，脉沉滑或沉涩。治法：化痰活血，宣痹通络。方药：指迷茯苓丸（《证治准绳》）合黄芪桂枝五物汤（《金匮要略》）加减。若胸闷呕恶、口黏者，可加藿香、佩兰，枳壳易枳实，以达芳香化浊、宽胸理气之效；若肢体麻木，如蚁行较重者，可加独活、防风、僵蚕等祛风活血、化痰胜湿之品；若疼痛部位固定不移者，可加白附子、白芥子等温化寒痰湿浊之品。

4.糖尿病性勃起功能障碍

糖尿病阳痿是指男性糖尿病患者发生的阴茎勃起功能障碍，主要由于血糖升高，引起微小血管和神经的结构和功能异常，还与精神因素、药物因素等相关。

勃起功能障碍归为"阳痿""筋痿""宗筋弛纵"等范畴。在中医学十二经脉和十五络脉中，只有肝之经脉及其络脉循行于前阴，而络于阴器。《明医杂著·卷三》曰："阴茎属肝之经络。盖肝者木也，如木得湛露则森立，遇酷暑则萎悴。"清代沈金鳌在《杂病源流犀烛》中明确指出："有失志之人，抑郁肝火，肝木不能疏达，亦致阳痿不起。"《灵枢·经脉》又言："足厥阴之筋……其病……阴器不用。"肝之经筋结于阴器，并在该部位与诸筋相连。若房事不节，经筋失于濡养，可导致阴器不用，阳事不举。肝藏血，主疏泄，有调节血量之功能，血液充足则宗筋振奋。另肝主疏泄、调畅情志，与西医学认为的心理性因素可导致阳痿发病不谋而合。

（1）肝肾阴虚证：症见阳事不举或阳事可举，临房即软，形体消瘦，口干咽燥，五心烦热，头晕耳鸣，腰腿酸软。舌红、少苔，脉沉细数。治宜滋补肝肾，方用六味地黄丸（《小儿药证直诀》）加沙苑子、枸杞子、菟丝子、刺猬皮等治疗。

（2）肝气瘀滞证：症见情志抑郁，肝气不畅，致痿证加重，治宜清肝化瘀通络，方用柴胡疏肝散（《医学统旨》）加桃仁、红花、赤芍等活血通络之药，另予蜈蚣，因蜈蚣入肝经，具有辛散善行之功，既能祛湿解郁，又能活血化瘀。

此外，中风等亦可从肝治获效。总之，消渴的许多兼证与变证均与肝相关。

四、病五脏——病脾

脾，位于人体中焦，在横膈之下的腹腔内。中医学认为，脾胃为仓廪之官、水谷之海；又为升降之枢，气血生化之源，总属后天之本，在饮食消化吸收中起着主导作用。糖尿病日久会影响脾胃功能，引起脾胃升降逆乱、寒热失调，进而累及肺、肝、肾等，导致阴阳、气血虚损，演变为变证、危证。糖尿病合并胃肠功能紊乱，包括糖尿病胃轻瘫、糖尿病腹泻、糖尿病便秘等，在临床相当普遍，发生率高达50%~70%。临床表现为早饱、上腹作胀疼痛、恶心呕吐、腹泻、便秘等。现就西医疾病概述、发病机制、西医诊断、辅助检查，相对应中医病因病机、分型辨证、治则治法及辅助手段等对糖尿病合病脾系疾病予以分述，旨在为以后的治疗提供理论依据及研究方向。

糖尿病性胃轻瘫

糖尿病性胃轻瘫，是指在糖尿病的基础上，出现的餐后饱胀感、呕恶、腹胀、纳差等胃排空延迟的症状。因其突出胃的功能性改变，有别于胃炎、胃溃疡等疾病，故又称为非器质性胃排空障碍综合征。首次于1958年由Kasander报告，是糖尿病的常见慢性并发症之一，发生率高达12%。胃轻瘫会导致血糖控制不良，增加糖尿病并发心脑血管等疾病的发生率。

【西医发病机制】

糖尿病胃轻瘫的发生机制尚不明确，目前主要认为与胃Cajal间质细胞（ICC）受损、糖尿病自主神经病变、高糖脂毒性、胃肠道平滑肌病变、胃肠激素、糖尿病微血管病变等方面有关，导致胃张力降低、蠕动减慢、排空延迟。研究显示，ICC主要分布在消化道自主神经末梢与平滑肌细胞之间，对胃肠道运动有着直接的影响，如果其数量、功能、结构等发生改变，则可能诱发胃肠动力性疾病。高血糖可破坏ICC超微结构，使胃节律性电活动异常，胃动力下降，胃排空率降低。

【临床诊断与辅助检查】

根据糖尿病患者并发的胃排空延迟的一系列症状，首先会考虑糖尿病性胃轻瘫，必要时可以做一些相关的检查，如闪烁照相术、X线钡餐检查、胶囊内镜、胃电图、呼气试验、胃镜等，可以测定胃蠕动的强度、节奏、速度、效率等指标，为临床诊断提供依据，并能排除胃炎、胃溃疡等器质性疾病，以免耽误病情。

【中医病因病机】

《千金翼方·第十六卷·八风十二痹散》中记载："腹中雷鸣，食不消，食则气满，小便数起，胃痹也。"《圣济总录》中说道："消渴饮水过度，内溃脾土，土不制水，故胃胀而为腹满之疾也。"可见古人早就认识到，消渴病日久会引起脾胃病。首先，消渴病日久，耗气伤阴，脾阳气虚，运化无力，胃阴不足，失于濡养，则脾胃升降失司，纳运无权。脾胃同属于土，有阴阳之分，胃喜润恶燥而多燥热，脾喜燥恶湿而多寒湿。消渴病本为胃津不足，燥热炽盛，屡投黄连、黄芩苦寒清降之剂，燥热虽减，伤及脾阳，中寒内生，故临床多见脾寒胃热，兼夹为患。其二，经曰"饮食劳倦则伤脾"，李东垣《东垣十书》记载："饮食失节，伤之重者必有渴。"饮食不节，恣食肥甘厚味、酒酪之品，易致饮食积滞，蕴热酿湿，日久更会损及脾胃，致脾胃虚弱，纳运失常。其三，《内经》说道："二阳之病发心脾，有不得隐曲，女子不月，其传为风消，其传为息贲者，死不治。"张景岳认为："脾胃之伤于内者，惟忧思忿怒最为伤心，心伤则母子相关。"肝属木，胃属土，肝胃之间，木土乘克。久患消渴，情志不畅，肝失疏泄，气机郁结，木不疏土；或消渴病久，损伤脾胃之气，运化失司，气机蕴滞，土壅木郁，而致肝胃气滞。其四，劳欲过度，耗伤正气，脾胃气虚则纳运失司，心肾阳虚则火不温土。脾失健运，水湿不化，痰湿内停。其五，糖尿病主要产生血管并发症，包括心、脑、下肢的大血管和视网膜、肾脏、胃肠、神经、皮肤等的微血管，目前普遍认为，瘀血贯穿了消渴病发病的整个过程。如仝小林在"久病入络"的基础上，提出"初病入络"的概念，将脉络瘀阻的病机从消渴病的后期前移到了初期，认为"瘀血"是贯穿了消渴病从预防到治疗全过程的重要病机。消渴病以阴虚燥热为特征，加之病久气郁，化火伤阴，津液不足，或阴虚及阳，无力行血，导致血行不畅，脉络瘀阻。

【辨证论治】

（1）胃阴不足

症状： 呕吐、呃逆，胃脘疼痛、痞满，饥而食少，口干唇燥。苔少或剥，质红，脉细。

治法： 养阴益胃。

处方： 偏于呕吐、呃逆者，方选麦门冬汤（《金匮要略》）合橘皮竹茹汤（《金匮要略》）加减；偏于痞满者，方选沙参麦冬汤（《温病条辨》）加减；偏于胃脘疼痛者，方选一贯煎（《柳州医话》）合芍药甘草汤（《伤寒论》）加减。

用药： 偏于呕吐、呃逆者，麦冬、北沙参、姜半夏、太子参、生甘草、陈皮、枇杷叶、竹茹等；偏于痞满者，北沙参、麦冬、石斛、制玉竹、佛手、香橼皮等；偏于胃脘疼痛者，北沙参、生地黄、麦冬、当归、枸杞子、川楝子、炒白芍、生甘草等。

加减： 若胃脘灼痛、嘈杂反酸者，加蒲公英、海螵蛸、浙贝母、左金丸等清热和胃、制酸止痛之品；若胃津燥热者，加天花粉、知母、芦根等滋阴润燥之品；若大便干结者，加火麻仁、瓜蒌仁等润肠通便之品；若神疲乏力者，加太子参、山药、白扁豆等健脾益气之品；若阴药腻胃，脘痞矢气频转者，加苏梗、豆蔻粉等化湿行气之品。

（2）脾气虚弱

症状： 胃脘疼痛、痞满，呕吐，呃逆，劳累或受凉后，症状发作或加重，胃脘喜温喜按，神疲乏力，畏寒肢冷，大便溏薄。苔薄白，质淡红，脉细。

治法：温中健脾。

处方：偏于呕吐、呃逆、痞满者，方选香砂六君子汤（《古今名医方论》）加减；偏于胃脘疼痛者，方选黄芪建中汤（《金匮要略》）加减。

用药：偏于呕吐、呃逆、痞满者，广木香、砂仁、党参、炒白术、茯苓、甘草、陈皮、姜半夏、旋覆花、代赭石等；偏于胃脘疼痛者，黄芪、桂枝、炒白芍、炙甘草、生姜、大枣、饴糖等。

加减：若泛吐清水者，加姜半夏、陈皮、茯苓等健脾燥湿之品；若反酸者，加海螵蛸、浙贝母、瓦楞子等制酸止痛之品；若胃脘冷痛者，加乌药、小茴香、吴茱萸等散寒止痛之品；若胃脘刺痛者，加莪术、刺猬皮、九香虫等活血理气、温中止痛之品；若脘闷食少者，加佛手、甘松等醒脾开胃之品；若呃逆明显者，加丁香、柿蒂、刀豆子等温中下气、降逆止呃之品。

（3）肝胃气滞

症状：胃脘痞胀，嗳气则舒，呃逆，胸胁胀闷，胃纳不馨，大便欠畅。苔薄白腻，质淡红，脉弦细。

治法：木克土者，治拟疏肝解郁、理气和胃；土侮木者，治拟化湿运脾、疏肝达郁。

处方：偏于木克土者，方选柴胡疏肝散（《景岳全书》）加减；偏于土侮木者，方选平胃散（《太平惠民和剂局方》）加减。

用药：偏于木克土者，柴胡、枳壳、炒白芍、生甘草、制香附、川芎、佛手、绿梅花、香橼皮等；偏于土侮木者，苍术、厚朴、陈皮、藿香、砂仁、佩兰、茯苓、广木香等。

加减：若嗳气频繁者，加旋覆花、代赭石、沉香曲等降逆和胃之品；若烧心反酸、嘈杂易饥者，加丹皮、焦山栀、左金丸等泻火制酸之品；若胃脘疼痛，位置固定者，加九香虫、刺猬皮等活血理气止痛之品；若大便干结难下者，合大黄泻心汤等泻火通便之品。

（4）痰湿中阻

症状：胃脘痞胀，胃纳不香，嗳气呕恶，泛吐清水，口干不欲饮，饮入胃内振水声。苔白腻，质淡胖，脉滑。

治法：燥湿化痰，理气和中。

处方：偏于痞满者，方选香砂六君子汤合平胃散、二陈汤（《太平惠民和剂局方》）加减；偏于呕恶者，方选小半夏汤（《金匮要略》）合苓桂术甘汤（《金匮要略》）加减。

用药：偏于痞满者，广木香、砂仁、党参、炒白术、苍术、茯苓、生甘草、陈皮、姜半夏、厚朴、藿香等；偏于呕恶者，姜半夏、陈皮、茯苓、桂枝、生姜等。

加减：若胃脘疼痛明显者，加延胡索、川楝子等行气止痛之品；若呕逆明显者，加旋覆花、沉香曲、代赭石等降逆止呕之品；若痰湿郁久化热，口干口苦、嘈杂吞酸、舌红苔黄脉数者，去桂枝，合左金丸、黄连温胆汤等泄胆和胃、疏肝制酸之品。

（5）饮食积滞

症状：脘腹痞胀，呕吐呃逆，口苦口干，食不知味，嗳气酸腐，矢气异臭，尿黄，大便不爽。苔厚腻，质红，脉滑数。

治法：消食导滞，理气和胃。

处方：方选保和丸（《丹溪心法》）加减。

用药：六神曲、炒山楂、陈皮、连翘、莱菔子、茯苓、姜半夏等。

加减：若脘腹痞胀明显者，合木香槟榔丸（《医方集解》），加木香、槟榔、砂仁、枳实等理气通便之品；若脾虚便溏者，加党参、炒白术、山药等健脾益气之品；若阳热之体，饮食积滞，化热成燥，大便干结者，合枳术丸（《脾胃论》）、小承气汤（《伤寒论》），加枳实、生白术、大黄等健脾消食、泄热通便之品；若湿热体质，饮食积滞，蕴热酿湿，大便黏滞不爽者，加木香、槟榔、黄连等清热燥湿、泄热通便之品；若呕逆明显者，加竹茹、旋覆花等和胃化痰、降气止呕之品，并根据肉、米、面、酒、鱼蟹、生冷水果所伤食物不同，分别重用或加用炒山楂、谷芽、莱菔子、麦芽、豆蔻、葛花、六神曲、苏叶、生姜、厚朴、高良姜等。

（6）湿热内蕴

症状：呕吐呃逆，胃脘疼痛痞胀，大便细而不畅、溏黏不爽，夜寐盗汗，皮肤疹痒流水，尿黄。苔黄厚腻，质红，脉滑数。

治法：清热利湿，运脾和胃。

处方：方选香连六君子汤合小承气汤加减。

用药：广木香、黄连、党参、炒白术、茯苓、生甘草、陈皮、姜半夏、制大黄、枳实、厚朴、槟榔等。

加减：若胃脘痞满胀闷明显者，加苍术、藿香、砂仁、豆蔻等健脾化湿之品；若胃热偏重，胃脘灼热疼痛明显者，加黄芩、蒲公英等清热和胃之品；若胃气上逆，呕吐呃逆明显者，加橘皮、竹茹、枇杷叶等降逆止呃之品；若纳呆者，加炒谷芽、六神曲等健脾消食之品。

（7）血瘀内结

症状：胃脘痞胀疼痛，如针刺，部位固定，食后或入夜加重，或有吐血黑便。苔少，质暗有瘀点，脉涩。

治法：化瘀通络，理气和胃。

处方：偏于热壅血瘀者，方选失笑散（《太平惠民和剂局方》）、丹参饮（《时方歌括》）、大黄甘草汤（《金匮要略》）、泻心汤（《金匮要略》）加减；偏于阴虚血瘀者，方选益胃汤（《温病条辨》）加减；偏于气血不足者，方选归脾汤（《济生方》）加减。

用药：偏于热壅血瘀者，蒲黄、五灵脂、丹参、檀香、砂仁、制大黄、生甘草、黄芩、黄连等；偏于阴虚血瘀者，北沙参、麦冬、生地黄、丹皮、丹参等；偏于气虚血瘀者，党参、黄芪、炒白术、生甘草、当归、酸枣仁、远志、广木香、炒白芍、川芎。

加减：若胃痛较剧，加延胡索、川楝子、郁金等行气止痛之品；若阳气虚衰，神疲乏力、畏寒怕冷、舌质暗淡胖嫩、边有齿印、脉沉细者，加桂枝、生姜、制附子、九香虫、刺猬皮等温阳复脉、活血理气之品；若出血、黑便者，加三七粉、白及等止血之品。

（8）寒热错杂

症状：胃脘痞胀疼痛，嗳气反酸，呕吐呃逆，食喜温热，遇冷脘腹疼痛、肠鸣泄泻。苔薄白，质淡红，脉细。

治法：辛开苦降。

处方：方选半夏泻心汤（《伤寒论》）加减。

用药：姜半夏、黄芩、黄连、党参、生甘草、干姜、甘草、大枣等。

加减：若胃脘冷痛较剧，加乌药、小茴香、吴茱萸等温中理气止痛之品；若阳气虚衰，神疲乏力、畏寒怕冷、大便一日数次，舌质暗淡胖嫩、边有齿印，脉沉细者，加补骨脂、肉豆蔻、制附子、炒白术等补虚回阳、散寒止泻之品；若呕吐呃逆明显者，加沉香曲、丁香、生姜等理气和胃之品；若热象明显，胃脘灼热、烧心、大便秘结者，合泻心汤，加大黄、蒲公英、人参叶、藤梨根等清热解毒、泻火通便之品。

【常用中成药】

（1）小建中颗粒（丸）：主要组成为白芍、大枣、桂枝、炙甘草、生姜、饴糖。具有温中补虚、缓急止痛之功效。主治脾胃虚寒之胃轻瘫。症见脘腹疼痛，喜温喜按，嘈杂吞酸，食少心悸及腹泻与便秘交替等症状。

（2）附子理中丸：主要组成为附子、党参、白术、干姜、甘草。具有温中健脾的功效。主治糖尿病性胃轻瘫属脾胃虚寒之证。症见脘腹冷痛、呕吐泄泻、手足不温等。

（3）香砂养胃丸：主要组成为木香、砂仁、白术、陈皮、茯苓、制半夏、醋香附、枳实、豆蔻、厚朴、广藿香、甘草。具有温中和胃之功效。临床用于治疗胃阳不足、湿阻气滞所致的胃痛、痞满。症见胃痛隐隐、脘闷不舒、呕吐酸水、嘈杂不适、不思饮食、四肢倦怠。

糖尿病性腹泻

糖尿病腹泻是非感染性、功能性的腹泻，是糖尿病胃肠功能紊乱疾病之一，多出现在糖尿病的中、晚期，以糖尿病并发周围神经病变、自主神经病变、血糖控制不良的患者为多见，发生率为 10%~20%，男性略多于女性。临床表现为糖尿病症状的基础上，出现腹泻及其他胃肠道症状。腹泻呈顽固性、间歇性、交替性，发作时腹泻频繁，每日三四次至二三十次不等，或腹泻与便秘交替，严重时大便失禁。糖尿病腹泻会影响口服降糖药的吸收，影响血糖的控制和患者的生活质量。所以，务必要高度重视，并积极防治。

【西医发病机制】

糖尿病性腹泻的发病机制尚不明确，与糖尿病所致胆囊排空障碍、胰腺外分泌障碍、肠道动力下降、直肠肛门功能障碍、胃肠激素紊乱、肠道菌群失调、小肠吸收不良等多种因素有关。胃肠激素分泌紊乱会增强肠道平滑肌收缩，使肠蠕动增快，抑制水和电解质的吸收。另外，糖尿病性自主神经病变会导致肠蠕动加快；高血糖会造成细菌繁殖，胆盐分解过快，脂肪吸收不良，降低小肠黏膜的通透性，减少水和电解质的吸收。在单一或多种因素的作用下，导致腹泻的发生。高血糖还会增加蛋白质的消耗，削弱括约肌的力量，引起大便失禁。

【临床诊断与辅助检查】

糖尿病病程较长，血糖控制不良者，出现发作性的非感染性腹泻及胃肠神经功能紊乱的症状，要考虑糖尿病性腹泻的可能。为了排除细菌、病毒、寄生虫等引起的感染性腹泻和结肠炎、克罗恩病、肿瘤、梗阻等器质性疾病，确诊需要大便常规、培养、找虫卵等实验室检查以及消化内镜、X线、CT、超声等检查的阴性结果作为支持。

【中医病因病机】

糖尿病性腹泻，属于中医"泄泻"的范畴。《内经》："脾病者，虚则腹满肠鸣，飧泄，食不化。"《难经》："湿多成五泄。"泄泻的关键在于脾虚湿盛，病位在脾胃、大小肠，与肾、肝密切相关。糖尿病以阴虚为本、燥热为标，迁延日久，气阴两虚，阴虚及阳，脾肾阳虚，脾失运化，肾不暖土；或过用芩连苦寒之品，损伤中阳，寒热互结，升降失调；或情志不遂，肝气郁结，横逆犯脾；或饮食不加节制，损伤脾胃，积热生湿，肠道清浊不分，传化失职，而致泄泻。糖尿病性腹泻多呈慢性，反复发作，病程较长，利久伤阴，治疗不当，误用分利，重伤阴液，易致阴液衰竭或阴损及阳，阴阳两虚的重证。

【辨证论治】

（1）寒热错杂

症状： 腹痛便溏，腹部怕冷，遇冷加重，口干口苦，嗳气反酸，胃脘痞胀，嘈杂易饥。苔薄黄，质淡胖，脉细。

治法： 清热燥湿，温中健脾，调和寒热。

处方： 方选半夏泻心汤加减。

用药： 半夏、黄芩、黄连、生甘草、大枣、干姜、党参、炒白术等。

加减： 若脾肾阳虚，畏寒怕冷，腰膝酸软，五更作泄者，加补骨脂、肉豆蔻等温肾散寒、涩肠止泻之品；若寒热错杂明显者，加乌梅、制附子、吴茱萸等涩肠止泻、温脏散寒、寒热共济之品；若湿热壅滞，大便泻而不爽者，加木香、砂仁、蚕沙等健脾和胃、除湿化浊之品。

（2）肝气乘脾

症状： 腹痛，肠鸣，便稀，便后痛减。鼻梁青黄，淡暗不泽，肤白带苍，形体细瘦，苔薄白，质暗淡胖，脉弦细。

治法： 疏肝理气，健脾止泻。

处方： 方选四逆异功散合痛泄要方（《景岳全书》引刘草窗方）加减。

用药： 柴胡、枳壳、炒白芍、生甘草、党参、炒白术、茯苓、陈皮、防风、山药、淮小麦等。

加减： 若大便溏薄，次数偏多者，加山药、炒扁豆、莲子、诃子等健脾燥湿、涩肠止泻之品；若脾阳不足，腹部冷痛，遇冷腹泻加重者，加干姜、制附子、补骨脂、肉豆蔻等温中止泻之品；若腹痛明显、胸胁胀闷者，加郁金、佛手、延胡索等理气止痛之品；若腹痛矢气、大便细而不畅者，加广木香、砂仁、厚朴等益气和胃、化湿止痛之品。

（3）脾胃虚弱

症状： 神疲乏力，形体消瘦，消渴引饮，消谷善饥，饥而食少，大便溏薄，小便色赤。苔薄白，质淡红，脉细弱。

治法： 健脾益气，养胃生津。

处方：偏于脾气虚弱者，方选参苓白术散（《太平惠民和剂局方》）加减；偏于胃阴不足者，方选沙参麦冬汤（《温病条辨》）加减。

用药：偏于脾气虚弱者，党参、炒白术、茯苓、生甘草、山药、炒扁豆、薏苡仁、莲子、陈皮等；偏于胃阴不足者，北沙参、麦冬、石斛、制玉竹、桑叶、炒扁豆、山药、莲子、太子参、葛根等。

加减：若脾阳不足，腹痛喜温者，加干姜、补骨脂、肉豆蔻等温中止痛之品；若久泻脱肛者，加升麻、柴胡、黄芪等补中益气、升阳举陷之品；若胃脘嘈杂易饥，大便急迫，泻下不爽者，加广木香、黄芩、黄连等清热燥湿、厚肠止泻之品。

（4）肠道湿热

症状：泄泻腹痛，泻下急迫，或泻下黏滞不爽，粪便色黄气秽，肛门灼热疼痛，口渴喜饮，小便短赤，常伴有呕恶食少、神疲肢倦等症。

治法：清热燥湿。

处方：方选葛根芩连汤（《伤寒论》）加减。

用药：葛根、黄芩、黄连、生甘草、广木香、车前子、山药、白扁豆等。

加减：若湿邪偏重，脘腹胀满、肢体困重、纳呆无味、舌苔厚腻者，加苍术、厚朴、藿香等健脾化湿之品；若腹痛肠鸣、大便稀溏臭秽者，加六神曲、炒山楂、炒麦芽等健脾消食之品；若平素脾阳不足，畏寒腹冷者，加干姜、制附子等温中散寒之品。

（5）脾肾阳虚

症状：五更腹痛，肠鸣作泄，大便不化，腹部不温，遇寒加重，畏寒肢冷。苔薄白，质淡胖，边齿痕，脉沉细。

治法：暖肾温脾，固涩止泻。

处方：方选附子理中丸（《太平惠民和剂局方》）合四神丸（《证治准绳》）加减。

用药：制附子、党参、炒白术、干姜、炙甘草、补骨脂、肉豆蔻、吴茱萸、五味子等。

加减：若大便黏滞不爽，夹有黏冻，或见泡沫，兼夹肠道湿热者，加木香、黄连等清热燥湿止泻；若腹部坠胀、大便滑脱难禁者，合补中益气汤（《脾胃论》）等。

（6）感受寒湿

症状：泄泻清稀，大便多为水样、无臭，肠鸣腹痛，胸闷脘痞，口淡纳差，或伴恶寒、低热、头痛，或伴嗳气酸腐、泻下臭秽。苔薄白或厚腻垢，质淡红，脉濡或滑数。

治法：芳香化湿、理气和中，佐以解表散寒、消食导滞。

处方：藿香正气散（《太平惠民和剂局方》）加减。

用药：藿香、大腹皮、苏叶、生甘草、桔梗、茯苓、陈皮、姜半夏、六神曲、生姜、苍术、白芷、厚朴等。

加减：若表邪较重，恶寒怕冷、鼻流清涕者，合荆防败毒散（《外科理例》）等；若湿邪较重，胸闷腹胀、纳呆呕恶者，加泽泻、薏苡仁等利水渗湿之品；若平素中阳不足，腹冷喜温、遇寒腹泻者，加干姜、补骨脂、桂枝等温中健脾之品。

【常用中成药】

（1）附子理中丸：主要组成为附子、党参、白术、干姜、甘草。具有温中健脾止泻之功效。主治腹泻属脾胃虚寒之证。症见脘腹冷痛、呕吐泄泻、手足不温等。

（2）香砂六君丸：主要组成为木香、砂仁、党参、白术、陈皮、茯苓、制半夏、甘草。具有健脾益气和胃之功效。临床用于治疗脾胃气虚、消化不良、嗳气食少、脘腹胀满、大便泄泻等症。

（3）枫蓼肠胃康颗粒：主要组成为牛耳枫、辣蓼。具有清热除湿化滞之功效。主治伤食泄泻及湿热泄泻者，症见腹痛腹满、泄泻臭秽、恶心呕腐或有发热恶寒苔黄脉数等。亦可用于食滞胃痛而症见胃脘痛、拒按、恶食欲吐、嗳腐吞酸、舌苔厚腻或黄腻脉滑数者。

糖尿病便秘

糖尿病性便秘是糖尿病并发胃肠功能紊乱疾病的一种，其发病率约占糖尿病患者的 25%。便秘会引起腹胀、腹痛、口臭、饮食减少、头晕乏力、痔疮、肛裂、便血等症状，造成患者紧张情绪和精神上的痛苦；影响降糖药物的吸收，降低血药高峰浓度，延迟胰岛素分泌高峰，使血糖难以控制；增加高血压、冠心病患者猝死等危险因素。因此积极防治糖尿病性便秘，对于控制血糖、降低糖尿病不良事件的发生率具有重要的意义。

【西医发病机制】

糖尿病性便秘的发病机制尚不明确，目前认为与高血糖、饮食生活习惯、心理因素等因素相关。糖尿病血糖控制不良，引起血管、神经病变，减弱胃肠蠕动功能，降低肌张力，增加失水量，从而引起大便干结、排便困难。缺乏纤维素的饮食结构、久坐少动的生活方式、紧张焦虑的心理情绪也是导致便秘的重要原因。

【临床诊断与辅助检查】

糖尿病患者出现大便干结，排出困难，或排便次数少，间隔时间延长，3天以上一次，或欲大便而艰涩不畅者，需要进行肛检、大便常规加隐血检查，以及消化内镜、X线、CT、超声等检查，在排除胃肠道的肿瘤、梗阻、粘连、痔疮、肛裂等原因之后，可以诊断为糖尿病性便秘。

【中医病因病机】

糖尿病性便秘，属于中医学"消渴""便秘""脾约"的范畴。《金匮要略》消渴篇中说道："趺阳脉数，胃中有热，大便必坚，小便即数。"意思是胃中有热，津液偏渗，肠道枯燥，而令大便干结，可见古人早就认识到消渴病与便秘的关系。《素问·奇病论》："数食甘美而多肥，肥者令人内热，甘者令人中满，故其气上溢，转为消渴。"消渴病多起于过食肥甘，胃中积热生燥，耗液伤津，而致肠道干涩，大便不行；肺、脾与大肠关系密切，《灵枢·口问》："中气不足，溲便为之变。"《医经精义·脏腑之官》中指出："大肠之所以能传导者，以其为肺之腑。肺气下达，故能传导。"肺与大肠互为表里，肺气的肃降，脾气得推送，有助于大肠的传导，劳倦过度，肺脾气虚，可致大便难下；肾主二便，消渴久病，累及肾气，阴虚则肠道失润，阳虚则肠道寒凝，而致大便秘结；患病日久，情志不舒，久坐少动，气机郁结，肠道传导失职，而令大便难下。病位在大肠，与肺、脾、胃、肝、肾等脏腑相关，虚实夹杂，气、血、阴、阳为本虚，气滞、燥热、寒凝等为标实。

【辨证论治】

（1）肠胃燥热

症状：大便秘结，口苦口干，口气臭秽，渴喜冷饮，面红目赤，牙龈肿痛，口舌糜烂，消谷善饥，腹胀疼痛，小便短赤。苔黄，质红，脉滑数。

治法：清热导滞，润肠通便。

处方：麻仁丸（《金匮要略》）加减。

用药：麻仁、杏仁、炒白芍、制大黄、枳壳、厚朴、决明子等。

加减：若肺经蕴热，津液耗伤者，加桑叶、黄芩、焦山栀、杏仁、瓜蒌仁、花粉、枇杷叶等清肺生津之品；若津液不足者，加玄参、生地黄、麦冬等滋阴润燥之品；若痔疮、大便出血者，加槐米、地榆炭等凉血止血之品；若热盛血结，瘀热在里，少腹急结，烦渴谵语者，合桃核承气汤（《伤寒论》）等。

（2）肝郁气滞

症状：大便干结，努力难出，腹胀疼痛，矢气频繁。苔薄白腻，质淡红，脉弦细。

治法： 疏肝顺气，导滞通便。

处方： 五磨饮子（《医方集解》）加减。

用药： 木香、槟榔、沉香、乌药、枳实、熟大黄等。

加减： 若气郁化火，口干、口苦、舌质红者，加黄芩、焦山栀、连翘等清肝泻火之品；若热甚伤津，口干、唇燥、苔少、舌质红者，合增液汤等滋阴润燥之品；若气滞瘀阻，腹部刺痛、舌质暗红、有瘀斑者，加桃仁、红花、当归等活血化瘀之品。

（3）阴虚血少

症状： 大便干结，数日难解，形瘦骨立，面苍颧红，头晕目糊，耳鸣健忘，口干咽燥。苔少，舌红干，脉细数。

治法： 滋阴养血，润肠通便。

处方： 润肠通便方（经验方）加减。

用药： 当归、玄参、知母、生地黄、麦冬、枳壳、槟榔、肉苁蓉等。

加减： 若阴血不足明显，眩晕目糊、潮热盗汗者，加枸杞子、桑椹子、胡黄连等补肝肾、退虚热之品；若脾气不足，神疲乏力者，加生白术等健脾益气通便之品。

（4）肺脾气虚

症状： 大便秘结，努力难出，神疲乏力，少气懒言，面色无华，纳谷减少，脘腹作胀。苔薄白，质淡胖，脉细缓。

治法： 健脾益肺，润肠通便。

处方： 黄芪汤（《金匮翼》）、补中益气汤（《脾胃论》）加减。

用药： 党参、黄芪、生白术、生甘草、当归、升麻、柴胡、枳壳、麻仁等。

加减： 若肾气不足，腰膝酸软、小便清长者，加菟丝子、胡桃肉、沙苑子等补肾缩尿之品；若心肺两虚，气阴不足，口燥咽干，动则气短自汗者，合生脉散（《医学启源》）等。

（5）脾肾阳虚

症状： 大便干结，努力难出，畏寒怕冷，四肢不温，面色㿠白，腹冷疼痛，腰膝酸软，小便清长。舌淡苔白，脉沉细。

治法： 温阳通便。

处方： 济川煎（《景岳全书》）加减。

用药： 肉苁蓉、怀牛膝、熟地黄、桑椹子、当归、升麻、枳壳、泽泻等。

加减：若阴阳两虚，畏寒怕冷，烘热汗出者，合复方二仙汤（经验方：仙茅、淫羊藿、黄芪、当归、知母、黄柏、生地黄、甘草）等；若病情严重，心阳衰惫，鼓动无力，血行瘀滞，面色、口唇暗紫，脉细涩者，加桂枝、黄芪、桃仁、炙甘草、人参等温中祛寒、复脉固脱之品。

【常用中成药】

（1）麻仁润肠丸：主要组成为火麻仁、杏仁、大黄、木香、陈皮、白芍。具有润肠通便的功效。主治肠胃燥热之便秘。症见胸腹胀满、大便秘结、小便频数、苔微黄、脉细涩。

（2）新清宁片：主要成分为熟大黄。具有清热解毒、泻火通便的功效。临床用于治疗内结实热所致的喉肿、牙痛、目赤、便秘、下痢、发热等症。

（3）苁蓉通便口服液：主要组成为肉苁蓉、何首乌、枳实、蜂蜜等。具有滋阴补肾、润肠通便之功效。主治老年便秘、产后便秘等。

五、病五脏——病肾

肾位于腰部脊柱两侧，左右各一，与膀胱、骨、耳、二阴、发等构成肾系统。肾藏精，与人体的生长、发育和生殖有关；肾主水液，对于维持体内津液代谢的平衡起着极为重要的调节作用。糖尿病患者出现腰酸、泡沫尿、水肿等症状，后期可出现关格，可危及生命，这与西医的糖尿病肾病、糖尿病骨质疏松等颇为相近。现就西医疾病概述、发病机制、西医诊断、辅助检查，相对应的中医病因病机、分型辨证、治则治法及辅助手段等对糖尿病合并肾系疾病予以分述，旨在为以后的治疗提供理论依据及研究方向。

❧ 糖尿病肾病 ❧

糖尿病肾病（diabetic nephropathy，DN）是由糖尿病慢性微血管病变所引起的肾脏结构和功能的异常的病变。主要表现为肾小球血管受损、硬化形成结节性病变，进而引起肾功能的异常和持续性的尿蛋白，最终导致肾功能衰竭形成终末期肾病（endstage renal disease，ESRD）。

【西医发病机制】

糖尿病肾病的发病机制复杂，迄今尚未完全清楚，目前认为主要与代谢紊乱、血流动力学紊乱、氧化应激、炎症及遗传因素等相关。

（1）多元醇通路激活：多元醇通路由醛糖还原酶（AR）和山梨醇脱氢酶（SDH）共同构成，持续的高血糖可提高醛糖还原酶的活性，在还原型辅酶Ⅱ（NADPH）作用下葡萄糖大量转化为山梨醇和果糖，而过多的山梨醇和果糖会造成细胞内高渗状态，引起细胞水肿，导致细胞结构和功能异常。山梨醇大量蓄积还会与肌醇载体竞争性相结合，使肌醇耗竭，细胞膜上 Na^+–K^+–ATP 酶活性降低，影响肾小球和肾小管的功能。醛糖还原酶活性增强可通过蛋白激酶 C（PKC）、丝裂原活化蛋白激酶（MAPK）、NF-κB（p65）等信号转导通路引起氧化应激反应性级联信号放大，使肾小球基底膜增厚，肾小球系膜细胞、细胞外基质积聚，促进 DN 的形成。

（2）蛋白激酶 C 途径激活：蛋白激酶 C（protein kinase C，PKC）是参与细胞内信号转导的蛋白激酶，在人体的各组织内广泛分布，参与细胞的增殖、分化和凋亡的调节。长期高糖状态激活 PKC，导致肾小球毛细血管通透性增加，刺激系膜细胞和内皮细胞分泌细胞外基质（ECM）增多，上调细胞因子和黏附分子在肾小球系膜细胞中的表达，加速肾小球损伤。

（3）蛋白质糖基化终产物增加：在慢性持续的高血糖状态下，葡萄糖与游离氨基酸或组织蛋白结合，发生非酶糖基化反应，形成不可逆的糖基化终产物（AGEs）。AGEs 沉积于肾小球基膜内皮细胞和足细胞，通过破坏正常肾小球滤过膜屏障，导致肾小球硬化和大量的蛋白尿。肾小球表达 AGEs 受体，AGEs 与相应靶细胞的 AGEs 受体结合后，通过氧化应激反应，产生大量的 ROS，进而激活核因子 B 通路，释放细胞因子及生长因子，加速了微血管病变的发生，最终使肾小球滤过率增加并加速了肾小球硬化。

（4）血流动力学：血流动力学改变在 DN 发病中起到重要作用，在疾病早期就可出现，主要包括肾小球高灌注、高滤过状态以及肾小球毛细血管内压力升高。高血糖可致 RAAS 和内皮系统的异常活跃，引起肾小球高压高滤过的肾血流动力学改变，导致系膜基质增多扩张和肾小球基底膜增厚，引起血管内皮细胞和上皮细胞损坏，破坏足细胞对蛋白滤过的屏障机制，进一步导致肾小球及小管间质损害，形成蛋白尿；肾小球毛细血管壁压力引起促纤维化生长因子合成释放增加，加速肾间质纤维化肾小球硬化的形成。

（5）氧化应激：氧化应激是指体内活性氧 ROS 和活性氮 RNS 的产生过多，与抗氧化防御系统的清除之间失去平衡，导致 ROS 和 RNS 过量蓄积，从而使组织细胞及核酸、蛋白质等大分子物质受到氧化损伤，机体生命活动受到影响的一种应激状态。氧化应激是 DN 发生发展的关键环节。糖尿病状态下，高糖导致 ROS 增多，刺激肾小球足细胞从基底膜上脱落，使足细胞不能有效地覆盖基底膜，破坏了肾小球滤过膜的完整性，导致蛋白尿的产生。

（6）炎症学说：近年来，炎症在 DN 中的作用越来越受到重视，众多前炎症因子、趋化因子、黏附因子及生长调节因子等相互作用，使炎症发生级联反应，目前认为 DN 也是一种炎症性疾病。糖尿病状态下，高血糖、肾脏血流动力学的改变、脂类代谢紊乱等都可以刺激炎症介质及炎症因子的产生，加重肾脏组织损伤，促进 DN 进展。高血糖及 AGEs 可诱导单核细胞趋化蛋白（MCP）-1、TGF-β、重组人结缔组织生长因子（CTGF）和 VEGF 的产生，促使肾小球硬化。

（7）遗传学说：DN 的发病有较高的家族聚集性，在不同种族间存在很大差异。流行病学研究证实，在患有糖尿病同胞病人中，如果一个患有 DN，那么其他人患 DN 危险性明显增加；同时 DN 只在一定糖尿病人群中发生。为了证明 DN 遗传基因易感性，发现在染色体 3、7、9、12、20 有多个 DN 易感点。

（8）细胞因子：近年来，关于细胞因子在 DN 的发生发展中的机制和作用，越来越受到广大研究者的高度关注。研究表明，结缔组织生长因子（CTGF）、纤维细胞生长因子（FGF）、血管内皮生长因子（VEGF）、TGF-β、血小板源生长因子（PDGF）、胰岛素样生长因子-1（IGF-1）等细胞因子相互作用，使细胞外基质沉积、血流动力学发生改变、肾小球血管生长、内皮细胞增生、系膜细胞肥大与增殖、降低金属蛋白酶-2（MMP-2）等环节参与 DN 的发生发展。

（9）自噬：自噬是一种基本的细胞过程，其把细胞内的成分输送给溶酶体进行降解，以维持细胞和机体的动态平衡。在高营养状态的糖尿病肾病中自噬的活性下降，并引起损伤蛋白在肾组织内堆积，导致组织损伤和炎症反应，从而介导糖尿病肾病的发生和发展。

【临床诊断和辅助检查】

一般将糖尿病肾病分为五期：第Ⅰ、Ⅱ期为临床前期，第Ⅲ、Ⅳ、Ⅴ期为临床诊断。Ⅰ期：通常表现为肾体积增大和肾小球滤过率（GFR）增高，肾血浆流量（RPF）和肾小球毛细血管灌注压增高。此期患者肾结构和功能无明显改变。Ⅱ期：表现为运动后微量白蛋白尿，此期肾小球已显示结构改变，肾小球基底膜（GBM）和系膜基质增加，GFR > 150mL/min 和白蛋白排泄率（AER）< 30μg/min。Ⅲ期：表现为持续微量白蛋白尿，AER 通常为 20~200μg/min 或 UAE 在 30~300mg/24h。此期患者 GFR 大致正常，血压可轻度升高。Ⅳ期：为临床蛋白尿，AER > 200μg/min 或 UAE > 300mg/24h 或尿蛋白 > 0.5g/24h。此期血压增高，GFR 开始进行性下降，水肿多较为严重，对利尿药反应差。该期患者常并发微血管并发症如视网膜病变、外周神经病变等。Ⅴ期：为尿毒症期（ESRD），可有尿毒症的临床表现，GFR 进行性下降，持续蛋白尿、低蛋白血症、水肿、高血压，此期患者常伴发视网膜病变。微量白蛋白尿是 DN 的最早临床证据及筛选早期 DN 的主要指标。早期 DN（微量白蛋白尿期）：AER 20~200μg/min 或 UAE 30~300mg/24h。目前主张采集晨尿样本测白蛋白 / 肌酐（A/Cr）。尿白蛋白 / 肌酐 30~300mg/g 为早期糖尿病肾病。血糖急剧升高、运动、泌尿道感染、显著高血压、心力衰竭以及急性发作性疾病均可导致尿白蛋白排出量短暂性升高，因而在 6 个月内需连续测 3 次尿，其中至少 2 次尿白蛋白排出量增加方可确诊早期 DN。通常情况下，若出现持续性或间歇性蛋白尿，能排除其他原因引起的肾损伤且伴肾功能不全即要考虑 DN 的诊断，若伴有糖尿病特异性视网膜病变，DN 诊断可确定。

【中医病因病机】

西医学通常将糖尿病肾病分为 5 期：Ⅰ 期（肾小球高滤过率期）、Ⅱ 期（正常白蛋白尿期）、Ⅲ 期（微量白蛋白尿期）、Ⅳ 期（临床消渴肾病期）、Ⅴ 期（终末期肾病期）。Ⅰ、Ⅱ 期仅以肾小球高滤过率为表现，一般的临床诊断方法无法发现；Ⅲ、Ⅳ 期以尿中出现微量白蛋白尿、蛋白尿为主；Ⅴ 期以肾小球滤过率、肌酐清除率下降为主要表现。王师认为，上述各期的临床表现虽然各异，然气化功能障碍贯穿发病始终。气化功能障碍包括机体真元之气不足与气机运行失调两方面。前者指因先天不足或后天失养，致气化无力；后者指因气机运行失调，致气血津液代谢失常、脏腑功能失调。简言之，气化功能障碍即"气病"，指的是真气不足，气机失调，机体气化功能障碍导致气血津液代谢异常、脏腑功能失调。这一病理过程符合糖尿病肾病的发病特点。

发病早期（糖尿病肾病Ⅰ、Ⅱ期），病位主要在脾胃、肝等脏腑。《素问·奇病论》云："此人必数食甘美而多肥也。"强调了过食肥甘厚味可致消瘅（糖尿病并发症期）。《素问·经脉别论》曰："食气入胃，散精于肝，淫气于筋。食气入胃，浊气归心，淫精于脉。脉气流经，经气归于肺，肺朝百脉，输精于皮毛；毛脉合精，行气于府。府精神明，留于四脏，气归于权衡。""饮入于胃，游溢精气，上输于脾；脾气散精，上归于肺，通调水道，下输膀胱。水精四布，五经并行。"《素问·五常政大论》云："土疏泄，苍气达。"可见水谷运化起于脾胃，赖于脾胃之气的正常运化，而肝气通过调节气机升降，助脾散精，参与水谷运化。若先天禀赋不足或后天失养，可致脾（胃）失运化、肝失疏泄，从而痰浊、瘀血内生，阻遏气机，怫郁化热，耗伤阴液，终致痰瘀互阻，气阴两虚之证。

发病中期（糖尿病肾病Ⅲ、Ⅳ期），病位主要在脾、肝、肾等脏。《灵枢·五变》云："五脏皆柔弱者，善病消瘅。"《灵枢·本脏》亦云："肾脆则善病消瘅易伤。"由于发病早期失治、误治，致肝脾之气机运行失调愈甚，痰浊、瘀血等病理产物累及肾脏，加之肾中真元之气本不足，致肾气亏虚，肾精不固，精微下流，水湿内停，出现尿蛋白、水肿等临床表现，以肝肾阴虚、脾肾气虚、肾气不足之证多见。

发病晚期（糖尿病肾病Ⅴ期），病位亦在脾、肝、肾等脏。若上述病情未得到有效控制，肝肾之阴液、肾之精气进一步亏损，阴损及阳，进展为气血阴阳俱虚，水湿内停，肾元虚衰，痰湿、瘀血、浊毒内留，三焦闭塞，五脏受累，气机逆乱，出现腹部胀满、尿少、水肿、呕逆不能食等危症，以脾肾阳虚、阴阳两虚之证多见。

【辨证论治】

（1）气阴两虚

症状：口渴引饮，倦怠乏力，自汗盗汗，嗜睡，精神不振，心悸失眠，纳差脘痞，便干或溏。舌偏红、舌下脉络淡紫，苔少，脉细。

治法：益气养阴。

处方：芪归玉精汤加减。

用药：太子参、生黄芪、黄精、玉竹、当归、白术、茯苓等。

加减：若肺有燥热者，加地骨皮、知母、黄芩等清肺降火之品；若口渴明显者，加天花粉、生地黄、麦冬等生津润燥之品；若气短汗多者，加五味子、山萸肉等补肾收敛之品；若食少腹胀者，加砂仁、鸡内金等健脾消食之品；若便溏者，加山药、煨葛根、苍术、薏苡仁等健脾燥湿止泻之品；若失眠者，可加夜交藤、茯神、酸枣仁等宁心安神之品。

（2）痰瘀互阻

症状：面色暗，渴不喜饮，胸闷脘痞，肢体麻木或刺痛，夜间为甚，大便不调。苔薄白，舌紫暗，舌下脉络紫暗曲张，脉弦滑。

治法：益气活血，降浊化瘀。

处方：降浊合剂加减。

用药：生黄芪、丹参、葛根、山药、生扁豆、生苍术、生鸡内金、生麦芽、荷叶、桑叶、绞股蓝、薏苡仁。

加减：若胸闷者，加瓜蒌、降香、薤白等温阳散结、行气祛痰之品；若脘痞者，加木香、厚朴等健脾益气之品；若兼夹水湿，如下肢轻度水肿者，可加车前子、胡芦巴、赤小豆、冬瓜皮等利水渗湿之品；若湿浊上逆而致恶心呕吐、舌苔黄腻者，可加黄连、竹茹，甚者可先清化湿热，可用黄连温胆汤（《六因条辨》）。若苔白腻者，可用小半夏加茯苓汤（《金匮要略》）加陈皮、生姜、竹茹等。

（3）肝肾阴虚

症状： 头晕头痛，急躁易怒，失眠多梦，腰膝酸软，健忘耳鸣，五心烦热，面红目赤，男子遗精，女子月经量少。舌红、苔少薄黄，脉弦细数。

治法： 补益肝肾，滋阴潜阳。

处方： 杞菊地黄汤（《医级》）加减。

用药： 枸杞子、菊花、生地黄、山药、山茱萸、茯苓、牡丹皮。

加减： 若头痛易怒明显者，加天麻、钩藤、石决明等平肝潜阳之品；若烦热甚者，加旱莲草、女贞子、龟甲等滋阴补肾之品；若尿量多而混浊者，可加益智仁、桑螵蛸等补肾缩尿之品；若烦渴、头痛、唇红舌干、呼吸深快，阴伤阳浮者，用生脉散（《医学启源》）加天门冬、鳖甲、龟甲等；若见神昏、肢厥、脉微细等阴竭阳亡危象者，可合参附龙牡汤（《方剂学》）。

（4）阴阳两虚

症状： 倦怠乏力，神疲嗜睡，形寒肢冷，面色萎黄或晦暗，胸闷纳呆，面目肢体浮肿，腰以下为甚；或全身悉肿，腹胀便溏，小便短少，恶心呕吐，口有秽臭，大便溏泄，尿少或无尿。

治法： 温补脾肾，利水消肿。

处方： 苓桂术甘汤（《金匮要略》）合真武汤（《伤寒论》）加减。

用药： 制附子、桂枝、白芍、茯苓、猪苓、白术、生姜等。若阳虚水泛，眩晕恶心呕吐甚者，宜温阳利水、逐毒降逆，方用大黄附子汤（《金匮要略今释》）加减：制附子、生大黄、半夏、生姜、砂仁、藿香、木香、苍术、厚朴等。

加减： 若尿量多而混浊者，可加益智仁、桑螵蛸、覆盆子、金樱子等补肾缩尿之品；身体困倦、气短乏力者，可加党参、黄芪、黄精等补气健脾之品；若少尿浮肿者，可加黄芪、防己、益母草健脾利水之品；若见五更泄泻，可合用四神丸（《内科摘要》）。

【常用中成药】

（1）百令胶囊：主要成分为发酵冬虫夏草菌粉。具有补肺肾、益精气的功效。可以改善糖尿病肾病患者的蛋白尿情况，显著降低血肌酐水平，改善肾小管的纤维化，对肾功能衰退起到延缓作用。

（2）肾衰宁片：主要组成为丹参、大黄、太子参、黄连、牛膝、半夏（制）、红花、茯苓、陈皮、甘草。具有益气健脾、活血化瘀、通腑泄浊的功效。用于治疗脾失运化，瘀浊阻滞，升降失调所引起的腰痛疲倦、面色萎黄、恶心呕吐、食欲不振、小便不利、大便黏滞及多种原因引起的慢性肾功能不全者。

（3）芪药消渴胶囊：主要组成为西洋参、黄芪、山药、生地黄。具有益气养阴、健脾补肾的功效。主治气短乏力、腰膝酸软、口干咽燥、小便数多；或自汗、手足心热、头眩耳鸣、肌肉消瘦、舌红少苔或舌淡体胖等。

❈ 糖尿病骨质疏松症 ❈

糖尿病性骨质疏松症（DOP）是指糖尿病（DM）并发的单位体积内骨量减少、骨组织微细结构改变、骨强度减低、骨脆性增加等易发生骨折的一种全身性、代谢性骨病，是糖尿病在骨骼系统的重要并发症之一。研究发现，绝经后糖尿病患者骨质疏松的比例和严重程度高于非糖尿病的绝经患者，并且即使在年轻的 2 型糖尿病患者人群中，骨质疏松性骨折也并不少见。

【西医发病机制】

（1）高血糖：高血糖引起血液渗透率增高，从尿中大量排出钙、磷、镁等，糖尿病患者尿糖增高导致肾小管对钙、磷、镁的重吸收功能减弱，最终导致血清钙、磷含量降低，甲状旁腺因受到低血钙、低血镁的刺激导致甲状旁腺激素分泌增多，进而影响破骨细胞活性增强，骨量丢失严重，导致骨质疏松。

（2）胰岛素样生长因子（IGF）：骨原细胞可受 IGF-1 刺激，促进 DNA 合成进而增加成骨细胞数目，加快骨基质的形成；也可以加快成骨细胞的形成，增强成骨细胞的活性，促进骨胶原的形成；通过抑制骨胶原调节骨吸收，对维持骨量平衡有重要作用。糖尿病患者长期血糖偏高，抑制了 IGF 的合成和释放，使体内 IGF 浓度下降，对骨细胞的作用减弱。

（3）晚期糖基化终末产物（AGEs）：糖尿病患者体内的蛋白质、脂质或核酸等大分子在没有酶参与的条件下，自发地与葡萄糖反应生成稳定的糖基化终末产物，而糖基化终末产物可作用于多种细胞，促进破骨细胞的成熟，使破骨细胞的活性增强，使骨密度降低；并且糖基化终末产物会通过丝裂原活化蛋白激酶的作用，使促骨细胞发生凋亡，使患者的骨密度降低；糖基化终末产物可以促使成骨细胞和骨胶原的黏附力下降，使骨质质量降低，导致骨的脆性增加，从而使患者发生骨质疏松。

（4）胰岛素缺乏或敏感性降低：胰岛素有促进合成、降低血糖、调节骨形成等重要作用，通过不同机制对调节骨量平衡有重要作用。研究认为，胰岛素水平降低或胰岛素抵抗是糖尿病骨质疏松发生及进展的重要原因。在成骨细胞膜表面存在胰岛素受体，胰岛素通过刺激成骨细胞 DNA 合成，增加成骨细生成，高血糖对成骨细胞分化和增殖有毒性作用，但胰岛素可以抑制其毒性。故当胰岛素分泌减少而血糖又很高时胰岛素上述作用减弱，成骨细胞生成减少且分化减弱，形成骨质疏松。

（5）糖尿病慢性并发症：2型糖尿病患者随着年龄增大，病程时间长，成骨细胞数目减少，作用减弱，更易发生骨质疏松。2型糖尿病常合并血脂代谢紊乱，容易并发脂肪肝，当肝功能异常时，维生素D的25-羟化作用减弱，影响1，25-（OH）$_2$D$_3$的形成，更易发生及加重骨质疏松。糖尿病合并周围神经及血管并发症时，导致骨的神经感觉功能减弱，血管硬化导致对骨骼血供减少、骨营养下降。糖尿病可并发自主神经功能紊乱，肠道功能下降，引起长期腹泻或腹泻与便秘交替，甚至引起肠道菌群失调，营养物质大量丢失或吸收降低，体内营养物质缺乏，骨形成原材料不足，导致骨质疏松。

（6）性激素：雌激素和雄激素是人体内主要的性腺激素，在骨质疏松中起重要作用，通过多种作用参与骨代谢，除了调节影响骨代谢的重要的激素作用外，成骨细胞表面还存在雌激素受体，对骨形成及骨吸收发挥直接作用。研究发现，男性DM者血清睾酮水平与骨密度存在正相关关系。女性DM患者的年龄和绝经年限与骨密度呈显著正相关，提示性激素对2型糖尿病患者的骨密度有重要影响。

（7）脂联素（APN）：脂联素可增加胰岛素的敏感性，胰岛素对骨形成及骨吸收有重要作用，故脂联素水平可能会影响骨密度水平，是糖尿病患者发生骨质疏松的重要原因之一。另一方面，APN可抑制破骨细胞的分化与活性，同时对成骨细胞的增殖与活性有促进，促进骨生成，减弱骨吸收，进而增加BMD。研究显示合并骨质疏松糖尿病患者血清APN较无骨质疏松糖尿病患者明显降低。

（8）其他因素：糖尿病患者发生骨质疏松症，除了血糖高及血糖高引起的相关并发症这些影响因素外，不排除患者原有的失用性骨质疏松、原发性骨质疏松、营养不良性骨质疏松等。2型糖尿病患者要严格控制饮食及大量的运动对其骨代谢有重要影响，尤其是肥胖的2型糖尿病，饮食控制过于严格，营养成分不够，导致患者营养缺乏，使钙、磷摄入量严重不足，会引起糖尿病患者骨强度下降。

【临床诊断和辅助检查】

糖尿病性骨质疏松症属于继发性的骨质疏松，糖尿病除了存在糖、蛋白质、脂肪的代谢紊乱，还会引起钙质流失和骨代谢的异常，糖尿病的典型症状是"三多一少"，而大量的钙、磷矿物质就会随着尿液排出体外，如果此时缺乏必要的钙剂补充，就会造成患者的"钙负平衡"，继而引发一系列的激素水平变化，促使溶骨作用增强，最终导致骨质脱钙、骨质疏松；糖尿病患者体内的活性维生素 D 水平往往偏低，这会影响钙、磷等矿物质在肠道的吸收，诸多因素综合最终导致糖尿病患者骨基质减少、骨小梁破坏、骨密度降低的骨质疏松症。糖尿病性骨质疏松症的临床表现兼有糖尿病及骨质疏松两方面的特点，多见于病史较长的老年糖尿病人。在疾病早期，病人常无明显症状，但随着病情的进展，会逐渐出现腰背部疼痛、驼背畸形、身高变矮、四肢无力、小腿抽筋。严重者可出现自发性骨折或在轻微外力作用下（如咳嗽、打喷嚏、弯腰、负重、挤压、跌倒等情况）发生骨折，骨折部位以胸腰椎、髋部及腕部等处最为多见。

糖尿病性骨质疏松症早期症状不明显，而糖尿病性骨质疏松症的诊断不能只依靠某几个指标，而应采用综合诊断。糖尿病性骨质疏松症的危险因素有：病程较长、年龄较大、绝经年限较长、体重较轻、体重指数低、血糖控制不良、伴有糖尿病肾病或其他慢性并发症。另外，通过一些辅助检查对诊断也有帮助，如：BGP、尿 DPD/Cr、Ca/Cr、UAER、PTH、AKP、BMD（超声骨密度）、双能 X 线骨密度仪（DEXA）测量、定量计算机断层扫描（QCT）等测定。根据相关检查结合临床表现来明确诊断。

【中医病因病机】

糖尿病性骨质疏松症在中医古籍中虽无明确记载，但就其临床表现而言，可参考中医中"消渴""骨痿""腰腿疼"等病证进行辨证论治。王师认为，其基本病机为肝肾精血不足，盖"肾主骨生髓""肝主血主筋"，肝肾精血不足则四肢挛急、抽筋、腰痛骨折。消渴日久，暗耗阴精，肾阴亏损，《素问·灵兰秘典论》曰："肾者，作强之官。"肾失濡养，开阖固摄失权，则水谷精微直趋向下，肾精虚衰，无以生髓，骨枯髓减，骨失滋养，则骨体枯槁；精血同源，肝藏血主筋，肝血不足，筋脉失养，不荣则痛，故腰腿骨疼痛，步履艰难；脾主运化，燥热伤脾胃，脾气虚不能转输水谷精微，水谷精微不能濡养肌肉，或病久入络，气血运行不畅，血脉瘀滞，则形体日渐消瘦，正如《素问·痿论》所云"阳明虚则宗筋纵，带脉不引，故足痿不用也"。

【辨证论治】

（1）心肝血虚

症状：头晕眼花，失眠多梦，心悸健忘，视力减退，或肢体麻木，关节拘急，手足震颤，肌肉瞤动，或妇女月经量少，色淡，甚则闭经。爪甲不荣，面白无华，舌淡，苔薄白，脉细。

治法：补肝养血，宁心安神。

处方：自拟宁心舒情汤加减。

用药：酸枣仁、淮小麦、青龙齿、麦冬、百合、生甘草、茯苓等。

加减：若血虚甚者，加制首乌、枸杞子、鸡血藤等益精补血之品；若胁痛者，加丝瓜络、郁金、香附等通络止痛之品。

（2）肝肾阴虚

症状：头晕目眩，口咽干燥，五心烦热，盗汗颧红，成人早衰，腰膝酸软，耳鸣耳聋，发脱齿松，健忘恍惚，神情呆钝，性欲减退，两足痿软，动作迟缓。舌红，苔少，脉细数。

治法：补肝益肾，滋阴生津。

处方：六味地黄汤（《小儿药证直诀》）加减。

用药：生地黄、山茱萸、怀山药、丹皮、泽泻、茯苓等。

加减：若头痛眩晕、耳鸣甚者，或筋惕肉瞤甚者，加石决明、菊花、钩藤、刺蒺藜等平肝潜阳之品；若目干涩畏光、视物不清者，加枸杞子、女贞子、决明子等补肾清肝明目之品；若遗精者，加牡蛎、金樱子、芡实等补肾固精之品；若口干咽痛、潮热、脉数者，为阴虚火旺，加知母、黄柏、地骨皮等滋阴降火除蒸之品。

（3）气滞血瘀

症状：胸胁胀满疼痛，乳房胀痛，情志抑郁或易怒，妇女痛经，经血紫暗有块，或闭经。舌紫暗或有瘀点、瘀斑，脉弦涩。

治法：疏肝理气，活血化瘀。

处方：身痛逐瘀汤（《医林改错》）加减。

用药：川芎、桃仁、红花、甘草、没药、当归、五灵脂、香附、牛膝、地龙、秦艽、羌活等。

加减：若手足麻木、舌苔厚腻者，加橘络、木瓜等化湿通络之品；若下肢痿软无力，加杜仲、锁阳、桑寄生等补肾益精之品；若兼有风湿，肢体困重，阴雨天加重者，加独活、秦艽等祛风胜湿之品；若见肌肤甲错、手足痿弱，为瘀血久留者，可用圣愈汤（《医宗金鉴》）送服大黄䗪虫丸（《金匮要略》）。

（4）阴阳两虚

症状：神疲健忘，精神萎靡，腰部隐痛，酸软无力，缠绵不愈，口淡不渴，头晕烦热，迎风畏寒，肢废不用，女子月经紊乱，男子阳痿遗精等。

治法：滋阴补阳，理燮阴阳。

处方：复方二仙汤加减。

用药：仙茅、淫羊藿、知母、黄柏、生地黄、生甘草、黄芪、当归等。

加减：若肾虚及脾，脾气亏虚，症见腰疼乏力、食少便溏，甚者脏器下垂者，佐加黄芪、党参、升麻、柴胡、白术等补中益气、升阳举陷之品；若阳虚水泛致浮肿、尿少者，加茯苓、泽泻、车前子或合五苓散（《伤寒论》）。

【常用中成药】

（1）仙灵脾颗粒：主要成分为淫羊藿（仙灵脾）浸膏。功效：补肾强心，壮阳通痹。用于阳痿遗精，筋骨痿软，胸闷头晕，气短乏力，风湿痹痛等。

（2）金天格胶囊：主要成分为人工虎骨粉，具有健骨作用。主治：腰背疼痛，腰膝酸软，下肢痿弱，步履艰难等症状。

第二节　病五体

一、病皮毛

糖尿病患者多发皮肤疮疖、溃疡，或虽无局部溃疡，但常出现皮肤感觉异常、瘙痒、易激惹等，以双下肢最为多见，其基本病机为肺气阴两虚，津液不足，燥热内生，肤失所养。《内经》云："肺主气，外合皮毛。"肺之津液不足，肺气不能正常宣发肃降，输津于皮毛，充养皮肤，故见皮肤瘙痒，兼有燥热壅肤，热盛肉腐，则易发溃疡。治法当以清热解毒、宣肺止痒为主，方用五味消毒饮，加淡竹叶、山栀、荆芥、防风等药以疏风清热止痒。若疡毒内陷，疹色鲜红，久而不愈，则用犀角地黄汤加减治疗，以清营透热。

二、病肌肉

糖尿病患者随着病程的延长，多数兼有四肢肌肉的萎缩，尤其是小腿腓肠肌的萎缩最为多见。临床上常有下肢酸软无力之主诉，盖脾主四肢、脾主肌肉，《内经》有云："饮入于胃，游溢精气，上输于脾，脾气散精……"若脾气不足，不能散津而布四肢，可致肌肉痿而不用。古有"治痿独取阳明"之说，即重脾胃为后天之本。治以健脾益气、养血生津。方用芪归玉精汤加减：黄芪、玉竹、太子参、黄精各25g，淫羊藿30g，当归、茯苓各15g，炒白术20g，生甘草5g，重用黄芪为君，伍以当归、黄精、玉竹养血填精，太子参、白术、茯苓、甘草健脾益气，淫羊藿补肝肾、强筋骨，全方共奏濡养肌肉、益气养血之功。

三、病血脉

糖尿病患者因长期失治误治，致脏腑虚弱，正气不足，血脉失养或痹阻、经络不和，可见下肢麻木疼痛、四肢不温、间歇性跛行、胸痹心痛等。下肢动脉彩超可见多发性的动脉粥样硬化形成、血管狭窄等，亦可见心脏大血管动脉硬化。心主血脉，若心气不足，心血瘀滞，可见脉络不畅。因心血的运行有赖于心气的推动、温煦，故治疗当以益心气、通血脉为主。方用当归四逆汤加黄芪、威灵仙、延胡索以疏通血脉、温经散瘀，或用瓜蒌薤白白酒汤加丹参、葛根、川芎、黄芪等药物以宽胸理气、活血化瘀。

四、病筋

糖尿病患者可见四肢挛急、抽筋、屈伸不利，爪甲变软、变薄等症状，其病理基础为肝血不足，筋脉失养。筋即筋膜（包括肌腱），是联络关节、肌肉，主司运动的组织，盖"肝藏血主筋"，只有肝血充盈，才能使肢体的筋膜得到充分的濡养，从而维持其正常的运动，若肝血不足，血不养筋，即可出现肢体挛急、抽筋、手足震颤、肢体麻木，甚则屈伸不利等症。爪为筋之余，肝血的盛衰，亦影响筋的运动，也可以影响爪甲的荣枯变化。若肝血不足，患者多出现爪甲变软、变薄和爪甲内部的色泽淡白，有的并有指甲中间凹陷的现象。治疗上当以养肝血、舒经络为主。方用养血舒筋汤治之：白芍 45g，生甘草 6g，木瓜、怀牛膝各 15g，制首乌 30g，巴戟天、肉苁蓉、沙苑子各 20g，女贞子 25g，可酌情加入鸡血藤、钩藤、络石藤等药养血活血通络，或予桂枝、细辛、威灵仙等药温经祛寒通络。

五、病骨

糖尿病患者随着病程的进展，多有腰骶部酸胀疼痛、足跟疼痛等症状，尤其后期的患者多合并骨质疏松症，极易发生骨折。其病理基础为肾之精血不足，盖"肾主骨生髓"，肾之精血不足则易出现腰痛和骨折。治疗上当补肾填精益髓为主。方用金匮肾气丸、地黄饮子等方治之。如下肢冷麻不温、疮口久溃不愈、肢端发黑脱疽等症，并发糖尿病足者，可用阳和汤为主治疗，若下肢红肿疼痛、疮口久溃不愈、流脓血水，予五味消毒饮加减，可酌情加入丹皮、赤芍、水牛角等药凉血散瘀、清热解毒。

第六章

调畅气机、益气化浊法治疗2型
糖尿病的现代研究

2型糖尿病的发病率也在逐年上升，有研究者认为，80%的2型糖尿病患者是肥胖或偏胖人群。早在2005年国际糖尿病联盟关于代谢综合征诊断标准中已将中心性肥胖列为首要的危险因素。

随着生活水平的提高，生活方式的改变，饮食结构的不合理，运动量的减少，而致脾胃运化功能失调，水谷精微不能转输，痰浊内生，蓄积于体内，阻碍气机升降，致气机升降失调，气化失常，故多出现气虚痰浊体质。王师潜心研究了《内经》以及各医家对此类体质的论述，结合临床时机，形成了自成一体的学术思想和辨治体系。他认为《内经》对恣食肥甘而对体质的影响做了具体描述，如《素问·奇病论》云："肥者令人内热，甘者令人中满。"说明肥甘之品，多伤脾胃，使脾运失常，痰浊内生，阻碍气机，郁久化热，使人内热中满。脾恶湿，痰浊郁结日久必致脾气委顿，耗损脾气，而逐渐形成气虚痰浊体质。

气虚痰浊临床表现：多头圆颈粗，体形多肥胖丰溢或有"将军肚"，神疲乏力，少气或懒言，自汗，可有面色淡黄或暗，皮肤多脂多黏发亮，头发脱落无根，目胞下垂呈袋状鲜明，胸闷身重，肢体不爽，大便稀溏，小便不畅或混浊，口黏腻或甜，舌质淡胖或边有齿印，苔多腻，脉虚缓或软或濡。

有些无明显临床症状，往往只是在体检中发现血糖增高，多兼有血脂、血压的增高，属于代谢综合征的范畴。王师认为此型病人与传统"消渴"证的阴虚燥热或气阴两虚病机均不相同，气虚痰浊才是其主要的病机，创造性地提出2型糖尿病气虚痰浊证，创以益气化浊法治之。

一、气虚痰浊是肥胖型2型糖尿病的主要病机

王师认为，糖尿病是一组由真气不足、气化功能失调开始，致脏腑经络气血瘀滞、阴阳气血逆乱而终的多系统、多脏器功能失调的内科杂病综合征。王

师常言"气病为百病之先、诸病之变",即疾病的发生多与机体气化功能障碍有关。它病机复杂,虚实寒热夹杂,传统的"阴虚燥热说""气阴两虚说""肝脾失调说""肝肾亏虚说"等难以概括它的全过程。我们认为,糖尿病的发生、发展演变过程与中医气病(气化功能障碍)的生理病理变化有着相关的内在联系。中医的气病学说与西医学的代谢失常在病理上具有相关性。

肥胖型 2 型糖尿病是由先天禀赋异常,后天饮食失调而致的脾胃运化功能失常,气机不畅,水谷精微不能转输,痰浊内生,蓄积于体内,阻碍气机升降,而导致气机升降失调,气化失常,先天肾气遏而不发,后天脾气升运受阻,生化力弱,继则出现真气不足,气、血、津液代谢失常,湿、浊、瘀等病理产物蓄积于内,气虚痰浊内阻是其主要病机。《素问·奇病论》指出:"有病口甘者,病名为何?何以得之?岐伯曰:此五气之溢也,名为脾瘅。夫五味入口,藏于胃,脾为之行其精气,津液在脾,故令人口甘也。此肥美之所发也,此人必数食甘美而多肥也,肥者令人内热,甘者令人中满,故其气上溢,转为消渴……"明确指出脾瘅的典型表现是口甘,即口中甜腻,常由多食甘美肥厚之物所致。长期嗜食甘美,可使形体肥胖,甘肥厚味蕴而为热,内聚陈气,阻滞气机,若不加以注意,进一步发展可转为消渴,类似于西医学中的肥胖型 2 型糖尿病。气虚痰浊证是肥胖型 2 型糖尿病最普遍、最广泛、最有代表性的证型。

二、肥胖型 2 型糖尿病与胰岛素抵抗之间的关系

按诊断标准,临床随机采集气虚痰浊型、气阴两虚型、阴虚热盛型 2 型糖尿病患者,每型 30 例,另设健康体检样本 30 例,通过测定各型胰岛素敏感指数及空腹游离脂肪酸等指标,进行横向比较:①气虚痰浊型与阴虚热盛型、气阴两虚型、健康体检样本比较,胰岛素敏感指数均显著偏低,阴虚热盛型、气阴两虚型、健康体检样本之间无显著性差异;②阴虚热盛型、气阴两虚型游离脂肪酸水平未在统计学意义上高于健康体检样本,只有气虚痰浊型游离脂肪酸水平显著高于健康体检样本;③气虚痰浊型甘油三酯水平显著高于气阴两虚型、阴虚热盛型,3 型间胆固醇水平无显著性差异。(曾获"浙江省中医药科技进步三等奖")

我们在临床中观察到,此类病人除高血糖外,也多兼有高血脂、高血压等,基本符合代谢综合征的特征。本研究通过比较临床中未经中药治疗的 2 型糖尿病患者的胰岛素敏感指数、游离脂肪酸等指标,从胰岛素抵抗的角度对 2 型糖尿病中医辨证分型为气虚痰浊型的病例进行深入分析探讨。胰岛素抵抗

与中医痰、湿、瘀、浊等病理产物有高度相关性。西医学认为，游离脂肪酸（FFA）、高 TG 也在胰岛素抵抗病理过程中扮演着重要角色，有人把高 FFA、高 TG 称为"脂毒性"，其作用范围很广泛，包括了全身多个系统、多个脏器，在 2 型糖尿病发生的两个主要环节胰岛素抵抗和胰岛 β 细胞功能衰竭中，脂毒性均发挥了重要作用。2 型糖尿病胰岛素抵抗时，体内过多的葡萄糖、胰岛素、游离脂肪酸等破坏了机体的"阴平阳秘"，属"亢则害"，这种"害"蓄积体内，导致疾病的产生。FFA 水平增高既可增加胰岛素抵抗，又可引起高胰岛素血症，其代谢正常与否在具有胰岛素抵抗和高胰岛素血症的疾病发病过程中起到了非常重要的作用，空腹血清 FFA 升高可能是导致代谢综合征患者胰岛素抵抗的重要机制。高血 FFA 可通过抑制 IRS–2 酪氨酸残基磷酸化和降低 ISR–2 蛋白质含量引起肝细胞胰岛素抵抗，而骨骼肌细胞内脂质沉积时，FFA 可能通过影响胰岛素信号途径，使骨骼肌内葡萄糖转运受损，致剂量依赖性葡萄糖摄取障碍，从而产生胰岛素抵抗。

三、益气降浊法治疗肥胖型 2 型糖尿病的临床研究

王师鉴于以上认识，认为益气化浊法是治疗肥胖型 2 型糖尿病的根本大法，据法立方，创立了经验方——降浊合剂，在临床治疗 2 型糖尿病中取得了良好疗效。

降浊合剂方由生黄芪、丹参、苍术、生薏苡仁、生麦芽、生扁豆、绞股蓝、鸡内金、生葛根、生山楂、怀山药组成。黄芪、苍术、生薏苡仁、生麦芽、生扁豆、鸡内金同用补气健脾化湿，补中有清，补而不滞；绞股蓝补气养阴化浊；葛根功能升清，升提脾气；丹参性凉润，活血补血，通畅脾胃络脉结滞，恢复脾胃生化之能，充足脾胃气血之源。诸药合用调动脾胃气化功能，升清降浊。现代药理学研究表明，黄芪、葛根能改善胰岛素抵抗，绞股蓝能抑制血清中胆固醇、过氧化脂质的增加，苍术有降血糖之功，丹参可提高对胰岛素的敏感性、扩张周围血管而降低血压，生薏苡仁、生麦芽等具有降糖、降脂及改善胰岛素抵抗的作用。待脾之气化功能恢复，运化有常，则根据患者不同症状随症加减，如肺气不足之人，加用白术、防风以健脾益肺，或以参苓白术散金水相生；如肾气不足之人，投以金匮肾气丸、知柏地黄丸之辈以恢复肾脏气化之功。待肺、脾、肾三脏气化功能协调有序，清阳得升，浊阴得降，诸症可罢。

临床观察中药复方降浊合剂对 2 型糖尿病（DM）血糖及胰岛素抵抗的影响（浙江省中医药重大科研项目，曾获"浙江省中医药科技进步三等奖"）。120 例中医辨证为气虚痰浊型的 2 型糖尿病患者，随机分为 2 组，1 组 66 人，

1组54人。A组在西药控制血糖的基础上加用降浊合剂；B组仅用西药治疗。经4个月治疗后，A组中医症状有明显改善，两组治疗前后糖化血红蛋白（HbAlc）均无明显差异，但A组HbA1c平均已降至7.5%以内，达到了糖尿病HbA1c良好控制目标6.5%~7.5%，游离脂肪酸（FFA）显著降低，胰岛素敏感性指数（ISI）明显增加。与气虚痰浊型比较，差异有统计学意义（$P <$ 0.05）；与健康体检样本比较，差异有统计学意义（$P < 0.05$）。结论得出降浊合剂能有效降低FFA水平、提高ISI、改善患者胰岛素抵抗（IR）状态，明显改善肥胖气虚痰浊型2型DM患者的临床症状。

临床观察中药复方降浊合剂对气虚痰浊型糖尿病患者的临床疗效（宁波市医学科技项目），154例中医辨证为气虚痰浊型的2型糖尿病前期患者，随机分为2组，A组71人，B组83人。A组在饮食控制及运动锻炼的基础上加用降浊合剂；B组仅用饮食控制及运动锻炼。①经过干预治疗，治疗组的糖尿病转化率和血糖达标率在2个月、4个月及12个月时均显著优于对照组，有统计学意义。②治疗组患者空腹血糖和空腹胰岛素水平明显降低，空腹胰岛素敏感指数较治疗前显著升高；对照组经干预后2个月，空腹血糖水平无明显变化，餐后血糖较干预前明显升高，餐后2小时ISI明显降低；治疗组治疗后TG、LDL、FFA水平较治疗前明显降低。

糖尿病前期是由健康状态发展为糖尿病的一个中间过渡阶段，临床我们观察到这部分患者中相当一部分患者具有与气虚痰浊型糖尿病患者相同的症状和体征，同时，也有为数不少的患者初始表现不明显临床症状，所以本研究并未对患者的症状改善情况进行统计分析。本研究结果提示，降浊合剂较长期的服用，能有效改善气虚痰浊型糖尿病前期患者的糖代谢紊乱，对其空腹血糖、空腹胰岛素及空腹胰岛素敏感指数具有显著的改善作用，同时能够改善TG、LDL、FFA水平。通过1年的随访发现，降浊合剂能够有效降低糖尿病前期患者的1年糖尿病转化率，优于单纯采用饮食控制及运动锻炼的对照组。

四、益气降浊法治疗肥胖型2型糖尿病的实验研究

我们在临床研究的基础上，观测了降浊合剂对MSG（L-谷氨酸钠）肥胖大鼠糖脂代谢、胰岛素敏感指数（ISI）及游离脂肪酸（FFA）等指标的影响。方法：8~10周龄的雄性MSG大鼠64只，随机分成罗格列酮组、降浊合剂高剂量组（高剂量组）、降浊合剂低剂量组（低剂量组）、模型对照组各16只，高、低剂量组分别按每天降浊合剂浓缩液20mL/kg、10mL/kg灌胃，罗格列酮组按每天20mg/kg（10mL）予罗格列酮水溶液灌胃，模型对照组以蒸

馏水 10mL/kg 灌胃，连续给药 7 周。观察给药前后空腹血糖（FBG）、甘油三酯（TG）、胆固醇（TC）及血清空腹胰岛素（Ins），给药后各组游离脂肪酸（FFA），并计算胰岛素敏感指数（ISI）。结果：经过药物干预 7 周后，高剂量组、低剂量组、罗格列酮组的 TC、FBG、Ins、脂肪／体重、FFA 水平均明显低于同期模型对照组，其中 TC 给药后显著低于同组给药前，FBG、Ins 显著高于同组给药前水平，给药后罗格列酮组 Ins 则显著低于同期高剂量组和低剂量组，ISI 显著高于同期模型对照组；高剂量组、低剂量组、罗格列酮组给药后 ISI 均较同组给药前显著降低（$P < 0.05$），高剂量组、低剂量组与同期模型对照组 ISI 比较，差异无统计学意义（$P > 0.05$）。给药后 FFA 高剂量组（314.81 ± 110.25）μmol/L、罗格列酮组（305.56 ± 92.33）μmol/L 均显著低于同期低剂量组（375.00 ± 219.95）μmol/L（$P < 0.05$）。结论：降浊合剂有显著降低 MSG 大鼠血清 TC、FBG、Ins、FFA 水平，减少 MSG 大鼠生长过程中机体脂肪含量的作用（$P < 0.05$），其降低 FFA 的作用存在剂量依赖性，但对成长期 MSG 大鼠 ISI 的影响不明显，不能逆转 MSG 大鼠的高血糖、高胰岛素血症及胰岛素抵抗的形成过程。

从临床和基础研究中证实，根据气虚痰浊证以调畅气机、升清降浊为大法而创立的经验方——降浊合剂在改善 2 型糖尿病的糖代谢、脂代谢及降低游离脂肪酸，增加胰岛素敏感性、改善胰岛素抵抗方面有较好的疗效，在临床上提供了思路和有一定的推广意义。

第七章
病案举隅

第一节　四期、五脏辨治糖尿病病案举隅

一、调补脾肾法治疗消渴病原始期

张某，男，33 岁，公司职员。初诊：2011 年 1 月 12 日。

主诉：神疲乏力、大便溏薄 1 个月。

病史：患者 1 个月前无明显诱因下出现神疲乏力、大便溏薄，每日 3~4 次，少腹畏寒，腰膝酸软，自觉近期体重增加较快，喜食甜食，胃纳尚可，睡眠尚可。母亲患有糖尿病。

刻诊：神疲乏力，大便偏溏，少腹时有恶寒，腰膝酸软，胃纳可，小便调，寐可。

查体：血压 130/85mmHg，BMI 30.1kg/m^2，体形矮胖，腹壁脂肪肥厚，颧面色素暗淡，鼻梁及两旁色淡青黄。舌质淡胖，边齿印，舌苔白腻，脉细滑。

辅助检查：空腹血糖 5.8mmol/L，腹部彩超提示脂肪肝。

中医体质分类判断提示：偏颇体质（气虚质、痰湿质）。

中医诊断：消渴病（原始期）。

西医诊断：脂肪肝。

辨证：脾肾气虚，痰浊阻滞。

治法：健脾补肾，兼以升清降浊。

处方：六君子汤合附子理中汤加减（陈皮 10g，姜半夏 12g，党参 20g，炒白术 15g，茯苓 15g，生甘草 6g，补骨脂 30g，干姜 10g，怀山药 30g，生薏苡仁 30g，生山楂 30g，苍术 20g，杜仲 15g），每日 1 剂，14 剂，嘱患者注意控制饮食，加强运动。

二诊：2011 年 1 月 26 日。

上方连服 14 剂后，患者自觉神疲乏力减轻，大便成形，少腹畏寒减，腰膝仍有酸软，胃纳可，小便调。舌质淡胖，边齿印，舌苔白腻，脉滑。上方

改右归丸加减（熟地黄 20g，菟丝子 15g，山茱萸 15g，茯苓 15g，怀山药 30g，枸杞子 20g，当归 15g，杜仲 15g，川续断 15g，补骨脂 30g，陈皮 10g），每日 1 剂，继服 14 剂，仍嘱其加强运动，忌膏粱油腻之品。

随访 2 年，患者上述症状未作，多次复查检查均提示血糖、血脂、血压控制可，BMI 较前明显下降。

按语：王师认为，糖尿病的原始期的基本病机为先天禀赋不足，真气亏虚。西医学认为，糖尿病的形成与遗传基因密切相关。中医学认为，遗传基因来源于先天父母的媾精，《灵枢·刺节真邪》云："真气者，所受于天，与谷气并而充身者也。"指出真气由先天肾中之精气与后天脾胃之谷气及与大自然天气相通的肺气结合而成，是构成人体的基本物质，由真气运行产生的气机运动和气化功能是人体生命活动的基本特征。因此真气不足所致的气机失调、气化失常而导致的代谢功能紊乱，是糖尿病发生、发展过程中的固有病机，即称之为糖尿病的原始病机或潜伏病机。我们把那些有家庭遗传背景、体质羸弱、真气不足的易感人群、高危人群，在外界环境因素如饮食不节、情志失调、劳欲过度等作用下诱发的症状不明显的糖尿病患者称作糖尿病原始期，原始病机的实质是脾肾精亏，脾不行胃，气化不利，津液失调。如本病案患者，虽无糖尿病典型症状，临床血糖监测也在正常范围，但其有家庭糖尿病遗传史，具有肥胖、腹壁脂肪肥厚、肢倦懒动、腰膝酸软、舌淡胖、苔薄腻等临床表现，此乃脾肾不足，痰浊内阻之象，治疗当以调补脾肾为先，在此基础上适量加用化瘀泄浊之品，故获良效。王师认为，在原始期中医药综合干预治疗是防治糖尿病发病的最佳时机。

二、升清降浊法治疗消渴病前驱期

王某，女，43 岁，公司职员。初诊：2012 年 4 月 20 日。

主诉：神疲乏力、四肢酸软 3 个月。

病史：患者 3 个月前无明显诱因下出现神疲乏力、四肢酸软、体形肥胖，近期体重增加较快，喜食甜食，大便偏溏，日 3~4 次，月经先期，量少淋漓，色淡红，经后白带量多。

刻诊：神疲乏力，四肢酸软，大便偏溏，胃纳可，小便黄，寐可。

查体：血压 150/100mmHg，BMI 31.5kg/m^2，体形矮胖，腹壁脂肪肥厚，颧面色素暗淡，鼻梁及两旁色淡青黄。舌质淡胖，边齿印，舌苔白腻，脉细滑。

辅助检查：空腹血糖 6.4mmol/L、甘油三酯 5.6 mmol/L、尿酸 466 mmol/L、谷丙转氨酶 98U/L、谷草转氨酶 102U/L。

中医体质分类判断提示：偏颇体质（气虚质、痰湿质）。

中医诊断：消渴病（前驱期）。

西医诊断：糖耐量异常，高脂血症，高尿酸血症，肝功能异常。

辨证：脾气虚弱，痰浊阻滞。

治法：健脾益气，升清降浊。

处方：降浊合剂去决明子（生黄芪 30g，生薏苡仁 30g，炒麦芽 30g，生葛根 30g，生山楂 30g，绞股蓝 30g，丹参 30g，山药 30g，制首乌 30g，炒扁豆 20g，苍术 20g，生鸡内金 15g），每日 1 剂，14 剂，嘱患者注意控制饮食，适量运动。

二诊：2012 年 5 月 5 日。

上方连服 14 剂后，患者自觉神疲乏力减轻，四肢仍有酸软，胃纳可，二便调。舌质淡胖，边齿印，舌苔白腻，脉滑。继服前方 28 剂。

三诊：2012 年 6 月 3 日。

再予原方 28 剂量，神振，四肢酸软显减，月经量增多，色转红。血压 135/80mmHg，BMI 29.2kg/m^2，生化检查提示空腹血糖 5.8mmol/L、甘油三酯 2.8mmol/L、尿酸 362mmol/L、谷丙转氨酶 42U/L、谷草转氨酶 46U/L。

随访 1 年，患者上述症状未作，多次复查检查均提示血糖、血脂、血压控制可，BMI 较前明显下降。

按语：随着人们生活水平的提高，生活方式的改变，饮食结构的不合理，运动量的减少，而致脾胃运化功能失调，水谷精微不能转输，痰浊内生，积于体内，阻碍气机升降，致气机升降失调，气化失常，故出现气虚痰湿体质，与西医学中的代谢综合征相类似。早在《内经》中就有对上述情况的描述，如《素问·奇病论》云："肥者令人内热，甘者令人中满。"说明肥甘之品多伤脾胃，脾胃运化失司，痰湿内生，阻碍气机。王师以《内经》气化理论为指导，自创降浊合剂，方中黄芪、苍术、薏苡仁、生麦芽、生扁豆、鸡内金、怀山药同用，益气健脾化湿，补中有清，补而不滞；绞股蓝益气养阴化浊，葛根升清，提升脾气；丹参性凉润，活血补血，通畅脾胃络脉瘀滞，恢复脾胃生化之功，充足脾胃气血之源。诸药合用，能调动脾胃气化功能，升清降浊。现代药理学研究表明，黄芪、葛根能改善胰岛素抵抗，绞股蓝能抑制血清中胆固醇、过氧化脂质的增加，苍术有降血糖之效，丹参可提高靶细胞对胰岛素的敏感性、扩张周围血管而降低血压，生薏苡仁、生麦芽等具有降糖、降脂及改善胰岛素抵抗的作用。诸药合用可健脾益气、升清降浊，对气虚痰浊之证疗效确切。

三、宁心舒情汤加味治疗消渴病郁证（病五脏：心肝血虚）

病案 1

郑某，男，40 岁，行政管理人员。初诊：2013 年 1 月 9 日。

主诉：口干多饮多尿 1 年余，伴乏力失眠 1 个月。

病史：患者 1 年前无明显诱因下出现口渴欲饮，继则渴饮加剧，且出现小便次数增多等症，于当地医院就诊，查空腹血糖 15.0mmol/L，诊断为 "2 型糖尿病"，口服降糖药物效果不佳（具体药物不详），半年前予以胰岛素治疗，目前予 "门冬胰岛素 30 笔芯早 18U 晚 16U 餐时皮下注射" 控制血糖，患者空腹血糖控制在 8~9mmol/L，餐后 2 小时血糖控制在 10~15mmol/L。1 个月前，患者出现神疲乏力、失眠、性冷淡、情志抑郁等不适。

刻诊：神疲乏力，少寐健忘，口干口苦，心烦心悸，多思善虑，脘腹痞胀，二便尚调。

查体：眼圈发黑。苔薄白微黄，质暗红，中裂，脉弦细。

中医体质分类判断提示：偏颇体质（气虚质、血虚质、阴虚质、气郁质）。

辅助检查：糖化血红蛋白 7.8%，甲状腺功能检查未见异常。

中医诊断：消渴病，郁证。

西医诊断：2 型糖尿病。

辨证：心肝血虚，肝气郁滞。

治法：养血宁心，疏气达郁。

处方：酸枣仁 20g，淮小麦 30g，茯苓 15g，麦冬 15g，百合 30g，川芎 12g，苍术 15g，香附 10g，焦栀子 12g，青龙齿 30g（先煎），7 剂。

二诊：2013 年 1 月 16 日。

按前法，患者夜能入睡 4 小时，心悸心烦较前减轻，余症同前，空腹血糖 7.7mmol/L，餐后血糖 10.2mmol/L。苔薄黄，质稍红，脉滑，上方（酸枣仁用 30g）再进 14 剂。

三诊：2013 年 1 月 30 日。

上方再进 14 剂，患者睡眠较前明显改善，神疲乏力减轻，心悸心烦、口干口苦、脘腹痞胀已罢，空腹血糖 7.2mmol/L，餐后血糖 9.8mmol/L。上方再治疗 1 个月，查空腹血糖 6.2mmol/L，餐后血糖 8.0mmol/L，将门冬胰岛素 30 笔芯减量至早 14U 晚 10U 餐时皮下注射。随访 3 个月，患者血糖稳定，睡眠较前明显改善，无神疲乏力、口干口苦等不适。

按语： 患者以神疲乏力、少寐健忘、口干口苦、心烦心悸、多思善虑、脘腹痞胀为主要表现，结合患者既往病史，属于中医学"消渴病"合并"郁证"范畴。对该类患者，王师往往并不一味着眼于降糖治疗，而是从调畅情志入手，自拟宁心舒情汤加减，以养血宁心、疏气达郁。方中以酸枣仁安神益肝养心为主，川芎调血以助枣仁养心，茯苓化痰宁心，以助枣仁安神，取"酸枣仁汤之义也"。青龙齿重镇安神，淮小麦善于养心以宁神志，麦冬可清心生津液，百合有清心宁神止渴之功，另取越鞠丸以行气解郁。《医宗金鉴．删补名医方论》："夫人以气为本，气和则上下不失其度，运行不停其机，病从何生……故用香附以开气郁，苍术以除湿郁，川芎以行血郁，山栀以清火郁，神曲以消食郁。"故诸药合用可起到宁心安神、行气解郁之功效。中药的降糖作用是综合性的，临床用药不可专执滋阴清热苦寒，更应注重气机调畅，推动脏腑气化功能，才能取得良效。

病案 2

罗某，女，61 岁，企业退休人员。初诊：2001 年 9 月 16 日。

主诉： 反复口干多饮多尿 20 余年，寐差 2 个月。

病史： 患者自 1993 年开始出现口渴欲饮，继则渴饮加剧，而且出现小便次数增多等症，去某医院诊治，确诊为"2 型糖尿病"。给予饮食控制，服用消渴丸、糖适平等药治疗，但血糖控制一直不稳定。改服美吡达 10mg，每日 3 次，二甲双胍 500mg，每日 3 次，余药停服。如此治疗 2 个月之久，空腹血糖一度控制在 7.8~9.3mmol/L。但近 2 个月来测空腹血糖在 9~11mmol/L 之间波动，症状改善不明显而来本院就诊。

刻诊： 口干口苦，少寐健忘，心烦心悸，多思多虑，脘痞腹胀，不思饮食，头晕乏力。

查体： 眼圈发黑。舌质淡、苔薄黄，脉弦细。

中医体质分类判断提示： 偏颇体质（气郁质、血虚质、阴虚质、气虚质）。

辅助检查： 空腹血糖 9.3mmol/L，餐后 2 小时血糖 12.3mmol/L，糖化血红蛋白 8.5%。

中医诊断： 消渴病。

西医诊断： 2 型糖尿病。

辨证： 血虚肝郁。

治法： 养血宁心，疏气达郁。

处方： 酸枣仁 20g，淮小麦 30g，茯苓 15g，麦冬 15g，百合 30g，川芎

12g，苍术 15g，香附 10g，焦栀子 12g，青龙齿 30g（先煎），丹参 30g，生白芍 20g，7 剂。

上述药物，每日 1 剂，分上下午服用，继续服用上述美吡达、二甲双胍。治疗 2 周后，症状明显好转，测空腹血糖 8.2mmol/L，餐后 2 小时血糖 10.2mmol/L，继服上方 2 周，临床症状基本消失，测空腹血糖 6.9mmol/L，餐后 2 小时血糖 8.6mmol/L。并减美吡达为 5mg，每日 3 次；二甲双胍为 250mg，每日 3 次。再治疗 1 个月，查空腹血糖 5.8mmol/L，餐后 2 小时血糖 8.0mmol/L，糖化血红蛋白 6.3%。停服中药 3 个月后复查血糖均正常。

按语： 宁心舒情汤以酸枣仁安神益肝养心为主，川芎调血以助枣仁养心，茯苓化痰宁心，以助枣仁安神，取"酸枣仁汤之义也"。朱砂、青龙齿重镇安神，小麦善于养心以宁神志，麦冬可清心而生津液，百合有清心宁神止渴之功，另取越鞠丸以行气解郁，方中香附以开气郁，苍术以除湿郁，川芎以行血郁，山栀以清火郁，神曲以消食郁，故诸药合用可起到行气解郁、宁心安神的功效。现代研究表明，中药的降糖作用是综合性的，除了中药的君、臣、佐、使配伍作用外，还通过调节大脑中枢神经，促进分泌胰岛素，增加靶细胞上受体数量，提高胰岛素的敏感性，减少对胰岛素的抵抗，加速细胞对葡萄糖转运利用，加强糖的无氧酵解，降低葡萄糖在肠道的吸收，削弱胰岛素对抗激素等多个环节的作用来降低血糖。

四、先益气泄浊、后滋补肝肾法调治消渴病

病案 1

王某，男性，38 岁，公司职员。初诊：2012 年 6 月 2 日。

主诉： 反复口干、多饮、多尿 2 个月。

病史： 患者 2 个月前无明显诱因下出现口干、多饮、多尿，测空腹血糖 7~8mmol/L，餐后 2 小时血糖 10~11mmol/L，服用二甲双胍片后空腹血糖降至 6~7mmol/L，餐后 2 小时血糖 8~10mmol/L，但口干、多饮、多尿症状依然。其母亲有糖尿病。平素多食肥甘油腻之物。

刻诊： 神疲乏力，少气懒言，纳呆，全身困倦，头胀肢沉，睡眠尚可，大便尚调，小便黄，睡眠尚可。

查体： 体型偏胖，BMI 27.60kg/m²，腹壁脂肪肥厚。苔薄白，质淡胖，边齿痕，脉滑。

中医体质分类判断提示： 偏颇体质（气虚质、痰浊质、湿热质）。

辅助检查： 胆固醇 5.80mmol/L，甘油三酯 2.01mmol/L，空腹胰岛素 10.60μIU/mL。

中医诊断： 消渴病（消渴期）。

西医诊断： 2 型糖尿病。

辨证： 气虚痰浊证。

治法： 益气健脾，升清降浊。

方药： 降浊合剂加减。药用：苍术 30g，生薏苡仁 30g，生麦芽 30g，生扁豆 30g，绞股蓝 30g，鸡内金 30g，葛根 30g，生山楂 30g，怀山药 30g，丹参 30g，生黄芪 30g，荷叶 20g，决明子 15g。水煎服，每日 1 剂，分上下午服。

二诊： 2012 年 6 月 9 日。

服用上方 7 剂后，患者诉神疲乏力、少气懒言、头昏重稍减、大便偏溏、纳开。苔薄白，质淡胖，边齿痕，脉细滑。原方去决明子，进 14 剂。

三诊： 2012 年 6 月 23 日。

患者自觉神清气爽，神振，乏力、少气懒言等诸症均减。舌质淡红，苔薄白，脉细。生化提示：胆固醇 5.30mmol/L，甘油三酯 1.70mmol/L。改投知柏地黄汤加减，药用：知母 12g，黄柏 10g，生地黄 20g，山茱萸 10g，怀山药 30g，丹皮 10g，茯苓 15g，泽泻 10g，黄芪 30g，当归 15g，绞股蓝 30g。上方继服 14 剂，患者诸症已罢，血糖控制稳定，空腹血糖 5~6mmol/L，餐后 2 小时血糖 6~8mmol/L。

按语： 该患者中年男性，平素饮食不节，多食肥甘油腻之品，脾胃受损，运化功能失司，痰浊内生，故体型偏胖；脾主升，胃主降，脾胃升降失调，痰湿中阻，上蒙清窍，故见头胀；湿性重浊黏腻，故见全身困倦，四肢沉重；神疲乏力、少气懒言，舌苔白腻，舌质淡胖，边有齿痕，脉滑。证属消渴病气虚痰浊证。气虚痰浊证是王师在国内首创提出的消渴证型，有很强的临床实用性，本案即为消渴病气虚痰浊的典型案例。本案治疗上王师先以自拟降浊合剂益气化浊升清，待痰浊化去，再以六味加减补益肝肾收功。痰浊之邪难以速去，本方久服常收奇功，临床还常用于辨证属气虚痰浊的代谢综合征、高脂血症等，可改善糖、脂代谢及胰岛素抵抗状态。

病案 2

应某，男，39 岁，公司职员。初诊：2010 年 3 月 30 日。

主诉： 反复乏力、口干 8 年。

病史： 患者罹患糖尿病 8 年，长期服用二甲双胍片和罗格列酮片治疗，血糖控制一般；近 1 年来又发现血脂、尿酸异常，未服用任何降脂及控制尿酸药物；夙有脂肪肝、慢性胃炎及长期饮酒史。

刻诊：大便黏腻不畅，呕泛酸水，胃纳尚可，小便黄，寐可。

查体：血压 150/100mmHg，BMI 30.5kg/m²，体形矮胖，腹壁脂肪肥厚，面肤垢亮。舌质稍红，舌苔薄黄，脉弦细滑。

辅助检查：空腹血糖 6.9mmol/L、甘油三酯 7.1 mmol/L、尿酸 480 mmol/L、谷氨酰转肽酶 100U/L。

中医体质分类判断提示：偏颇体质（阴虚质、湿热质、痰湿质）。

中医诊断：消渴病。

西医诊断：代谢综合征。

辨证：四诊合参，气虚痰浊为基本病机，阴虚湿热为阶段病机，胆胃失和为兼夹病机。

治法：先从泄胆和胃入手。

处方：黄连 7g，制半夏 10g，茯苓 15g，陈皮 10g，生甘草 5g，炒枳壳 10g，淡竹茹 15g，淡豆豉 10g，焦山栀 10g，浙贝母 10g，海螵蛸 30g，炒扁豆 20g，生薏苡仁 30g，每日 1 剂。

二诊：2010 年 4 月 17 日。

上方连服 18 剂后，呕泛酸水明显缓解，又见腰酸。舌质红，舌苔微薄黄，脉细滑。治拟滋阴清热利湿。

处方：知母 10g，黄柏 10g，生地黄 20g，丹皮 10g，泽泻 10g，茯苓 10g，山茱萸 10g，山药 30g，女贞子 30g，旱莲草 15g，桑寄生 15g，怀牛膝 15g，每日 1 剂。

三诊：2010 年 5 月 2 日。

续进上方 14 剂，大便畅，腰酸减。舌质红，舌苔薄白，脉细滑。目前以气虚痰浊为主证，治以降浊合剂出入。处方：生黄芪 30g，生薏苡仁 30g，炒麦芽 30g，生葛根 30g，生山楂 30g，绞股蓝 30g，决明子 30g，丹参 30g，山药 30g，制首乌 30g，炒扁豆 20g，苍术 20g，生鸡内金 15g，每日 1 剂。

按气虚痰浊治疗 1 个月后，患者体重减轻 5 公斤，BMI 28.7kg/m²，查空腹血糖 5.8mmol/L、甘油三酯 4.1 mmol/L、尿酸 360 mmol/L、谷氨酰转肽酶 60U/L。服用中药期间，始终未服任何降脂及控制尿酸的西药。

随访 1 年，每于酒后血糖、血脂、尿酸及谷氨酰转肽酶少许升高，服用益气升清降浊汤即能降低，除继续服用降糖药物外，未服其他西药。

按语：本案患者素体脾虚失运，痰浊阻滞，又因长期饮酒，久则湿遏脾阳，气化不利，郁而化热，湿热痰浊交阻，而见大便黏腻不畅，呕泛酸水，面肤垢亮，腹壁脂肪肥厚及血糖、血脂、尿酸、肝功能等异常。王师认为，上述脾胃症状是气阴两虚、胆胃湿热之阶段病机与兼夹病机共存而演变为主体病机的表现，故先以黄连温胆汤加味治之，待脾胃症状减轻，兼夹病机消失，则改用滋阴清热利湿法，着眼调治阶段病机，最后选用益气升清降浊法，还治基本病机。王师临诊善理病机，杂乱无章的病症经王师梳理分类、辨明轻重缓急后，治则即跃然而出，处方用药心中笃定，从此案中可见一斑。

五、消渴降糖饮加味治疗消渴病消渴期

范某，男，41 岁，农民。初诊：2012 年 4 月 3 日。

主诉： 口干易饥多食，伴消瘦 3 个月。

病史： 患者 3 个月前无明显诱因下出现口干易饥，每餐能吃主食 5~6 两，伴形体消瘦，体重下降约 10kg。外院检查示：空腹血糖 15.07mmol/L，餐后血糖 20.1mmol/L，糖化血红蛋白 10.3%。予"门冬胰岛素 30 笔芯早 20U 晚 12U"控制血糖，空腹血糖仍在 10mmol/L 左右，餐后血糖在 15mmol/L。

刻诊： 口干，每日饮开水 3~4L，易饥多食，形体消瘦（3 个月体重减轻 10kg），目糊，寐可，二便调。

查体： 面红垢亮，形体消瘦，BMI 19.50kg/m^2。舌质暗红，苔薄黄腻，脉沉细稍滑。

中医体质分类判断提示： 偏颇体质（阴虚质、湿热质）。

辅助检查： 空腹血糖 15.07mmol/L，糖化血红蛋白 10.3%，胰岛素抗体全套均阴性，甲状腺功能及肿瘤标志物无明显异常。

中医诊断： 消渴病（消渴期）。

西医诊断： 2 型糖尿病。

辨证： 胃热津燥。

治法： 清热生津润燥。

处方： 玄参 30g，生地黄 30g，知母 15g，苍术 30g，黄芩 15g，黄连 10g，桑叶 20g，生石膏 30g（先煎），枸杞子 30g，山药 30g，7 剂。

二诊： 2012 年 4 月 10 日。

按前法，口干易饥多食罢，目糊依然，空腹血糖 8.1mmol/L，苔薄黄腻，质暗红，脉沉细滑。处方：玄参 30g，生地黄 30g，知母 15g，苍术 30g，黄芩 15g，黄连 10g，桑叶 20g，生石膏 30g（先煎），枸杞子 30g，山药 30g，7 剂。

三诊： 2012 年 4 月 17 日。

按前法，空腹血糖 7.5mmol/L，苔薄黄腻，质红，脉沉细滑。前方再进 7 剂，将门冬胰岛素 30 笔芯减量至早 16U 晚 10U。

四诊： 2012 年 4 月 24 日。

按前法，空腹血糖 6.1mmol/L，苔薄黄，质淡，脉细滑。上方再进 7 剂，将门冬胰岛素 30 笔芯减量至早 14U 晚 10U。

五诊： 2012 年 5 月 1 日。

按前法，空腹血糖 5.3mmol/L，餐后 2 小时血糖 5.6mmol/L。苔薄黄，质淡，脉细滑。上方加生姜 15g（自备）7 剂，将门冬胰岛素 30 笔芯减量至早 12U 晚 10U。

六诊： 2012 年 5 月 8 日。

按前法，空腹血糖 5.8mmol/L，糖化血红蛋白 8.9%。苔薄黄，质淡红，脉细滑。药证合拍，原方再进 14 剂，胰岛素剂量不变。随访 1 年，患者血糖控制稳定，口干易饥等症状不显。

按语： 本病案患者以口干、多食、消瘦等为主要临床表现，属中医学"消渴病"范畴。消渴之为病，病位以肺胃脾肾等脏腑为主，根据证候不同，其肺燥、胃热、脾虚、肾亏的程度有所区别。王师认为，一般来说，津伤燥热多是肺胃的病变，阴精亏虚多责于肾，气阴两虚常是脾肾不足，阴阳两虚则更以脾肾衰惫为主。本案病位在肺、胃、脾、肝，尤以肺胃为主，辨证当属胃热津燥。王师治疗消渴病胃热津燥证患者，多投以自拟"消渴降糖饮"为主方化裁。该方主要由玄参、苍术、知母、石膏、黄芩、黄连、桑叶、生地黄、怀山药等药物组成。方中黄连、黄芩清热燥湿，玄参、知母、石膏、生地黄、桑叶清热生津润燥，怀山药益气健脾，苍术燥湿醒脾。该方除清热生津润燥之功外，尚兼养阴燥湿之能，兼顾了该患者阴虚湿热体质。现代药理学研究证明，上述药物均有较好的降糖作用。王师指出，黄连降糖效果明显，国内有学者用黄连甚至达 30~45g 之多，然其毕竟为苦寒之药，若久用之，可出现大便干燥或口淡乏味、口角流涎等不适，临证时当细细探究。前者出现大便干燥，此乃黄连燥湿厚肠所致，当减其量，或以生姜 10~15g 反佐，又可取生姜之辛散，而起到"脾主为胃行其津液"之旨；若出现口淡乏味、口角流涎，此乃苦寒伤其脾阳也，当停黄连，或易健脾和胃之剂，以顾护脾阳，待脾阳来复，再少许徐服黄连之剂。

六、从肝脾肾、络脉入手治疗消渴病逆归期（消渴病肾病）（病五脏：脾肾两虚）

病案 1

陈某，女，70 岁，退休工人。初诊：2013 年 6 月 2 日。

主诉：发现泡沫尿半个月。

病史：患者半个月前无明显诱因下发现泡沫尿，伴有头晕、口干、腰膝酸软。既往糖尿病 8 年，高血压病 20 年，脑梗死 1 年（未遗留肢体活动不利、言语不清等后遗症），目前予赖脯胰岛素 25 笔芯早 16U 晚 12U 餐时皮下注射，阿卡波糖片 50mg 每日 3 次控制血糖，空腹血糖 7~9mmol/L，餐后 2 小时血糖12~15mmol/L，血压 130/80mmHg 左右。

刻诊：泡沫尿，腰酸，一过性头晕，口干欲饮，近半年来体重减轻 12 斤，目干涩糊，动则烘热汗出，无恶风怕冷，夜寐浅短易醒，纳可，大便调。

查体：BMI 24.20kg/m^2。舌质暗红，苔薄白燥，舌下静脉蓝紫，脉细弦。

辅助检查（2012 年 5 月 29 日宁波市第一医院）：查尿四蛋白示，尿微量白蛋白 21.9mg/dL，尿转铁蛋白 1.65mg/dL，尿 α_1 微球蛋白 6.84 mg/dL，尿免疫球蛋白 G2.15mg/d。空腹血糖 9.64mmol/L，糖化血红蛋白 9.6%。

中医体质分类判断提示：偏颇体质（气虚质、阴虚质、血瘀质）。

中医诊断：消渴病（逆归期），消渴肾病。

西医诊断：2 型糖尿病，糖尿病肾病，高血压病，陈旧性脑梗死。

辨证：肝肾阴虚，脾肾气虚，脉络受损，精气下泄。

治法：滋肝益肾，健脾温肾，和营利络。

处方：生地黄 30g，丹皮 10g，茯苓 12g，泽泻 10g，山药 30g，山茱萸12g，生黄芪 30g，当归 20g，知母 12g，黄柏 12g，蝉蜕 10g，枸杞子 30g，菊花 12g，14 剂。西医治疗上仍按原治疗方案。

二诊：2012 年 6 月 16 日。

服上方 14 剂，患者诉目干涩糊、烘热汗出较前减轻，腰酸、头晕有所好转，口干、泡沫尿仍存，神疲乏力。故去枸杞子和菊花，将黄芪量加至 45g。再进 14 剂。

三诊：2012 年 6 月 30 日。

服上方 14 剂，患者目干涩糊、烘热汗出已罢，腰酸、头晕、口干、泡沫尿较前减轻，神疲乏力好转。复查尿四蛋白（2012 年 6 月 29 日宁波市第一医院）：尿微量白蛋白 15.9mg/dL，尿转铁蛋白 1.55mg/dL，尿 α_1 微球蛋白 6.21 mg/dL，尿免疫球蛋白 G2.05mg/d。空腹血糖 6.90mmol/L。随访 1 年，患者血压、血糖控制平稳，复查尿四蛋白基本正常。

按语：患者为老年女性，既往有糖尿病多年，发现泡沫尿半个月，结合西医辅助检查，证属中医"消渴（逆归期）、消渴肾病"范畴，消渴病至逆归期，气血阴阳逆乱，脏腑功能失调，变证纷纭。本例消渴日久，肝脾之气机运行失调愈甚，痰浊、瘀血等病理产物累及肾脏，加之肾中真元之气本不足，致肾气亏虚，肾精不固，精微下流，水湿内停，出现蛋白尿、水肿等临床表现，以肝肾阴虚，脾肾气虚，肾气不足之证多见。王师认为，对此期患者进行干预，中医中药大有可为。本病患者先天禀赋不足，加之后天失养，年逾古稀，天癸已绝，肝肾不足，气阴两虚，气不化津，津亏日久，津液不能上承于口，故见口干，肾气不固，膀胱失约，则多尿；消渴病日久，损伤肾络，故见泡沫尿；消渴伤精耗血，清阳不升，浊阴不降，故见头晕。治疗上当以补益肝肾、和营利络，方以知柏地黄丸合当归补血汤为基本方，并根据患者临床症状进行随症加减，前方重在滋补肝肾，后方重在益气养血、和营利络。方不在奇，以合于病机为善，两方合用，兼顾阴分、血分，能养阴，能活血，可益气，可通络，可清热，甚合消渴肾病之病机。此外，王师言，蝉蜕一味，可入肾络疏散风热，为退尿蛋白之良药。

病案 2

付某，女，59 岁，农民。初诊：2013 年 5 月 8 日。

主诉：神疲乏力、头晕、尿少 1 年。

病史：素有糖尿病、糖尿病肾病、高血压病、高脂血症史，目前服用硝苯地平控释片、厄贝沙坦片降压，拜糖平片降糖，爱西特片抑制毒素吸收，大黄碳酸氢纳片促进毒素排出，拜阿司匹林片抗血小板聚集。

刻诊：神疲乏力，头晕，尿少，大便不畅，昏昏欲睡，寐而不熟，时而恶心，口角流涎，四肢麻木，腓肠肌痉挛，肾区作痛。

查体：下肢浮肿。舌质暗红，舌苔薄白，舌下脉络蓝紫，脉沉细。

辅助检查：空腹血糖 9.45mmol/L，餐后 2 小时血糖 14.82mmol/L，肌酐 207.1μmol/L，尿酸 445.7μmol/L，尿素氮 12.07mmol/L。今查尿常规：潜血（++），蛋白质（+++）；肾功能：肌酐 276μmol/L，尿酸 493μmol/L，尿素氮 14.62mmol/L；电解质：钾 5.6mmol/L，氯 111mmol/L。

中医诊断：消渴病（逆归期），消渴肾病。

西医诊断：2 型糖尿病，糖尿病肾病，慢性肾功能不全，高血压病，高脂血症。

辨证：脾肾阳虚，浊邪内盛，肾络瘀阻，开阖失司。

治法：急则治标，先拟温肾通阳、化瘀泄浊。

处方：生大黄 12g（后入），附子 8g（先煎），黄连 7g，淡竹茹 15g，制半夏 15g，枳壳 12g，陈皮 12g，茯苓 12g，生甘草 5g，生白芍 30g，生姜汁 15mL（冲入），3 剂。

二诊：2013 年 5 月 11 日。

进上方后，大便日解 5~6 次，诸症稍减，原方再进 3 剂。

三诊：2013 年 5 月 15 日。

恶心、头昏痛依然，口干，昨日停药便秘复作。舌质暗淡，舌苔薄白，脉弦细。此乃真阳式微，气化力弱，浊阴潴留上泛，有上蒙清窍之势，当以温阳泄浊法治之。处方：生大黄 12g（后入），附子 8g（先煎），黄连 7g，淡竹茹 15g，制半夏 15g，枳壳 12g，陈皮 12g，茯苓 12g，生甘草 5g，生白芍 30g，生牡蛎 30g（先煎），生姜汁 15mL（冲入），7 剂。

另服药膳：鲤鱼 500g（去鱼肠），冬瓜皮 30g，煎汤。

四诊：2013 年 5 月 22 日。

症状稳定，目前肌酐 155μmol/L，尿素氮 13.84mmol/L，钾 5.2mmol/L。大便 6~7 次 / 日，恶心，食欲减退。处方：生大黄 12g（后入），附子 8g（先煎），黄连 7g，淡竹茹 15g，制半夏 15g，枳壳 12g，陈皮 12g，茯苓 12g，生甘草 5g，生白芍 30g，生牡蛎 30g（先煎），生姜汁 15mL（冲入），7 剂。

按语：本案患者有明确的病史，另有实验室检查报告，诊断较为明确。初诊时，患者既表现为神疲乏力、头晕、腓肠肌痉挛等诸多不足，又表现为肢肿、尿少、便干、昏昏欲睡、寐而不熟、时而恶心、口角流涎、四肢麻木、肾区作痛、舌暗、舌下脉络蓝紫等一派实象，王师认为病位在脾肾，起于阳气不足，进而邪浊内盛，肾络瘀阻，开阖失司，而成诸症，可谓险象环生。《灵枢·五癃津液别》有云："五脏阳已竭也……去菀陈莝、开鬼门、洁净府。"《素问·水热穴论》又云："肾者，胃之关也，关门不利，故聚水而从其类也。"故当温肾通阳、化瘀泄浊。处方以大黄附子汤合黄连温胆汤加味为主。前者出自《金匮要略·腹痛寒疝宿食病脉证治》，主治寒实内结胁腹之证，王师用其治疗本案寒水内停肾络之证，证虽异，理却同，故而药后即见大便通畅，血肌酐、尿素氮下降。后方乃温胆汤加黄连而成，主治浊阴上泛脾胃之证。另外，方中加白芍，合附子、生姜、茯苓取"真武汤"之意以制水，又可养肝，缓解腓肠肌痉挛之痛，重用生姜汁以通利胃肠、和胃止呕，以防受纳障碍。上方连服 6 剂，浊阴上泛未除，为防犯于脑窍，三诊又增牡蛎，王师认为该药不仅平肝，又可利水，用于此证甚佳。本案为消渴肾病，肾功能不全重症，病已不可逆转，如能饮食有节、起居有常、按时服药，尚可延长生命，稍有不慎，即可阴阳离决，慎之慎之。

第二节　五体辨治糖尿病病案举隅

一、病皮毛

病案 1

孙某，男，52 岁，公务员。初诊：2012 年 6 月 27 日。

主诉：口干多饮 5 年，头皮瘙痒 2 年。

病史：糖尿病病史 5 年，平素服用二甲双胍片及格列齐特缓释片，血糖控制可，素有脂溢性皮炎史及皮下脂肪瘤史。

刻诊：口干、多饮，头皮瘙痒，时有液体渗出，胃纳可，二便调，夜寐安。性格外向。

查体：面肤垢亮。舌质暗淡、尖红，舌苔薄白，脉细滑。

中医体质分类判断提示：偏颇体质（湿热质，倾向气虚质、阴虚质）。

辅助检查：体检指标各项正常。

中医诊断：消渴病，湿疮。

西医诊断：2 型糖尿病，脂溢性皮炎。

辨证：湿热痰浊壅阻，三焦气化失常。

治法：宣通气化，开鬼门，洁净府。

处方：杏仁 10g，薏苡仁 30g，厚朴 15g，制半夏 10g，生甘草 5g，淡竹叶 15g，焦栀子 15g，赤小豆 30g，青黛 10g（包煎），滑石 20g（包煎），野菊花 10g，蚕沙 10g（包煎），荷叶 20g，7 剂。

二诊：2012 年 7 月 11 日。

口干、头皮瘙痒稍减，二便尚调。苔脉同前。处方：杏仁 10g，薏苡仁 30g，厚朴 15g，制半夏 10g，生甘草 5g，淡竹叶 15g，焦栀子 15g，赤小豆 30g，青黛 10g（包煎），滑石 20g（包煎），野菊花 10g，蚕沙 20g（包煎），荷叶 30g，14 剂。

三诊：2012 年 8 月 8 日。

口干、头皮瘙痒已罢，时有液体渗出未净。舌质暗、尖红，舌苔薄黄，脉细滑。处方：杏仁 10g，薏苡仁 30g，厚朴 15g，制半夏 10g，生甘草 5g，淡竹叶 15g，焦栀子 15g，赤小豆 30g，青黛 10g（包煎），滑石 20g（包煎），蚕沙 20g（包煎），生地黄 30g，连翘 20g，7 剂。

随后又以上方出入续进 14 剂，头皮液体渗出亦瘥。

按语：糖尿病患者易多发疮疖、溃疡、湿疮等皮肤疾病。湿疮是一种过敏性炎症性皮肤病，相当于西医的湿疹，多由饮食不节，外受风邪，两邪相搏，风湿热邪浸淫肌肤所致。本案患者素体阴虚湿热，又值长夏湿气当令，湿为阴邪，其性黏滞，感而难化，终致内外两湿相合，借助火性循经上炎，侵及头皮而见瘙痒、时有液体渗出诸症，正如《内经》所云"诸痛痒疮，皆属于心""诸湿肿满，皆属于脾"。治疗上既要祛其外湿，又要化其内湿，三仁汤较为适宜，其宣肺即可疏透表湿，畅中、渗下又可利其内湿，湿去则热无所依，湿疮即罢。三仁汤方出自《温病条辨》，主治湿温初起及暑温夹湿之证，以上下表里分消走泄为其主要治湿方法，王师常用于治疗阴虚湿热体质，湿热壅塞、气机不畅诸病取得满意疗效。淡竹叶配伍焦山栀为王师清利湿热常用药对，前者通利小便，后者清泻三焦，两药相配，邪热从小便而解。青黛亦为王师常用之药，既能清热解毒，又可凉血，但需中病即止，不可过服，案中与野菊花相伍增加解毒之效。

病案 2

韩某，女，40 岁，企业职工。初诊：2012 年 7 月 4 日。

主诉：面部痒疹半个月。

病史：素有糖尿病病史 3 年，椎基底动脉供血不足史 1 年。

刻诊：面部痒疹，眼睑虚浮，目干涩痒，进甜食口黏腻而臭，时有口干多饮，胃纳可，大便干，二三日一行，尿黄，夜寐梦扰。月经先期，量可，末次月经为上月中旬。育 1 流 1。

查体：面部虚红，眼睑虚浮。舌质淡红，舌苔薄白腻，舌下静脉淡紫，脉细滑。

中医体质分类判断提示：偏颇体质（气虚质、阴虚质、痰湿质、特禀质）。

中医诊断：消渴病，湿疮。

西医诊断：2 型糖尿病，湿疹。

辨证：暑热夹湿，壅遏肌腠，气化失司。

治法：清暑化湿。

处方：藿香 10g，厚朴 15g，制半夏 15g，茯苓 15g，淡竹叶 15g，芦根 30g，生甘草 6g，杏仁 10g，焦栀子 12g，滑石 20g（包煎），青黛 10g（包煎），蛇蜕 12g，浮萍 15g，野菊花 10g，7 剂。

二诊：2012 年 7 月 11 日。

面部痒疹已消，本次月经将潮。舌质淡红，舌苔薄白，脉细。处方：藿香 10g，厚朴 15g，制半夏 15g，茯苓 15g，淡竹叶 15g，芦根 30g，生甘草 6g，杏仁 10g，焦栀子 12g，滑石 20g（包煎），蛇蜕 12g，浮萍 15g，丹皮 12g，7 剂。

三诊：2012 年 7 月 18 日。

肤痒一度消失，因服海鲜又作，适值经来 2 天，量少。舌质淡红，舌苔薄白滑，脉细滑。治拟：清暑养阴，疏风化湿。处方：藿香 10g，厚朴 15g，制半夏 15g，茯苓 15g，淡竹叶 15g，芦根 30g，生甘草 6g，焦栀子 12g，滑石 20g（包煎），蛇蜕 12g，浮萍 15g，丹皮 12g，桑叶 15g，生地黄 20g，7 剂。

按语：该案患者亦为内有湿热，暑湿当令感于外湿而发湿疮，然与上案不同之处在于本案患者体质较差，为过敏体质，食用海鲜亦可致面肤出现痒疹，故而治疗同中有异，既需清热利湿，又要祛风透疹，透疹之中又以虫类多见，本案中的蛇蜕即是，另外蝉蜕、僵蚕亦为常用之品。蛇蜕，又名龙衣，为游蛇科动物黑眉锦蛇、锦蛇或乌梢蛇等蜕下的干燥表皮膜，《本草纲目》谓其"祛风，杀虫。烧末服，治妇人吹奶，大人喉风，退目翳，消木舌，敷小儿重舌，重腭，唇紧，解颅，面疮，月蚀，天泡疮，大人疔肿，漏疮肿毒，煮汤洗诸恶虫伤"，王师常用其治疗面肤瘙痒红疹、咽喉瘙痒肿痛，均能起效。浮萍，辛寒，入肺经，《滇南本草》称其"发汗，解毒。治疥癞，疥癣，祛皮肤瘙痒之风"，亦有良好的抗过敏作用，与蛇蜕相伍能提高疗效。

二、病肌肉

病案 1

万某，男，52 岁，工人。初诊：2012 年 7 月 4 日。

主诉：反复口干多饮多尿 10 年，加重伴肢体麻木、皮肤瘙痒 2 个月。

病史：有糖尿病病史 10 年及胆囊结石手术摘除史 6 年，曾有烟酒史，现已戒烟。现服用达美康片 60mg，每日 1 次，及拜糖平片 50mg，每日 3 次，口服控制血糖，血糖控制尚可。2 个月前出现双下肢麻木及皮肤瘙痒。

刻诊：双下肢肢体麻木，皮肤瘙痒，多食易饥，神疲，腰酸，大便干，尿淋漓不尽，夜寐不安。

查体：形体消瘦，面肤色素暗淡，双下肢腓肠肌轻度萎缩。舌质暗淡，苔薄白，脉细滑。

中医体质分类判断提示：偏颇体质（气虚质、阴虚质、阳虚质、湿热质、血瘀质）。

辅助检查：糖化血红蛋白 7.5%，肌电图提示：腓总神经感觉神经、运动神经传导速度减慢，传导潜伏期延长。

中医诊断：消渴病（逆归期），消渴痹证。

西医诊断：2 型糖尿病，糖尿病周围神经病变。

辨证：脾肾气虚、脉络受损为基本病机，胃经燥热为即时病机。

治法：先以清胃生津润燥为主。

处方：玄参 30g，生地黄 30g，知母 15g，苍术 30g，黄芩 15g，黄连 10g，桑叶 20g，石膏 30g（先煎），生黄芪 30g，山药 30g，丹参 30g，淡竹叶 15g，生大黄 6g（后入），14 剂。

二诊：2012 年 7 月 18 日。

投前法，皮肤瘙痒已消，双下肢麻木减轻，多食易饥已罢，大便转润，尿频数瘥，神疲乏力、腰酸依然，面部暗疮。苔白腻，舌暗红，脉弦细。

辨证：脾肾气虚，脉络受损。

治法：健脾益肾、和营通络为主。

处方：生地黄 30g，山茱萸 12g，怀山药 30g，丹皮 10g，泽泻 10g，茯苓 15g，生黄芪 30g，当归 20g，鸡血藤 30g，知母 12g，黄柏 10g。食疗方：薏苡仁 30g，玉米 30g，山药 30g，粳米 30g，煮干粥服用。随访半年，患者双下肢麻木、皮肤瘙痒等症状均未再发作。

按语：本病案患者以口干、多饮多尿、肢体麻木、肌肉萎缩、皮肤瘙痒为主要临床表现，属中医学"消渴痹证"范畴。王师认为，此病常为消渴日久伤精耗血，脾肾两亏，脉络受损，不能濡养肢体肌肉所致。然本病患者除肢体麻木、皮肤瘙痒等不适外，尚有多食易饥、大便干、夜寐不安等症状，故有胃经燥热为即时病机，脾肾气虚、脉络受损为基本病机，当先以解决即时病机为主，故先以自拟消渴降糖饮加味以清胃生津润燥，待胃经燥热罢，投以健脾益肾、和营通络之剂以针对其基本病机。病机分层理论为王师长年临证的真知灼见，当病情复杂，基本病机与即时病机甚至阶段病机、潜伏病机共存一体时，用药若是面面俱到，则结果可能是面面不到。此案中，王师从即时病机入手，先投清胃生津润燥，其基本病机所表现的症状也同时有所改善，此即王师所言，处理即时病机的同时是有利于基本病机治疗的，看似矛盾，实则统一。此案若入手即"有是证用是药"，清、补、通络同用，定药杂味多，互相掣肘，难得良效。

病案 2

张某，女，52 岁，退休职工。初诊：2013 年 5 月 8 日。

主诉：口干多饮多尿 7 年，颈肩酸胀、双下肢麻木 1 年。

病史：有糖尿病病史 7 年，目前使用"门冬胰岛素 30 笔芯"联合"二甲双胍片"控制血糖，有颈椎病病史 1 年。

刻诊：口干多饮多尿，颈肩酸胀，肢麻，烘热汗出，断经 3 年，纳可，二便调，寐安。

查体：舌质暗红，舌苔薄白，脉沉细。

辅助检查：CPT 检查示中度感觉异常；糖化血红蛋白：8.2%。

中医诊断：消渴病（逆归期），消渴痹证。

西医诊断：2 型糖尿病，糖尿病周围神经病变。

辨证：肝肾阴虚，经络痹阻。

治法：滋养肝肾，宣痹通络。

处方：羌活 12g，片姜黄 12g，当归 15g，防风 12g，生白芍 20g，生黄芪 20g，北细辛 5g，徐长卿 20g（后入），延胡索 30g，夜交藤 30g，鸡血藤 30g，稽豆衣 20g，碧桃干 30g，7 剂。

二诊：2013 年 5 月 15 日。

肩周酸胀、烘热汗出减，疼痛依然，仍有口干多饮。舌脉同前。处方：羌活 12g，片姜黄 12g，当归 20g，防风 12g，生白芍 30g，生黄芪 30g，北细辛 5g，徐长卿 20g（后入），延胡索 30g，夜交藤 30g，鸡血藤 30g，丹参 30g，桂枝 6g，7 剂。

三诊：2013 年 5 月 22 日。

肩周酸胀、烘热汗出显减，偶口干及足趾痉挛。舌脉同前。处方：羌活 12g，片姜黄 12g，当归 20g，防风 12g，生白芍 30g，生黄芪 30g，北细辛 5g，徐长卿 20g（后入），延胡索 30g，夜交藤 30g，鸡血藤 30g，丹参 30g，桂枝 6g，木瓜 30g，7 剂。

四诊：2013 年 5 月 29 日。

足趾痉挛、烘热汗出罢，偶有右颈肩痛及口干。舌质暗红，舌苔薄黄，脉沉细虚。处方：羌活 12g，片姜黄 12g，当归 20g，防风 12g，炒白芍 30g，生黄芪 30g，北细辛 5g，延胡索 30g，夜交藤 30g，鸡血藤 30g，丹参 30g，桂枝

10g, 葛根 30g, 乌梢蛇 15g, 7 剂。

五诊: 2013 年 6 月 5 日。

几进汤方, 诸症已罢。舌质淡红, 舌苔薄白, 脉细虚。药证合拍, 原法追踪, 上方 7 剂。

按语: 本病案患者以口干多饮多尿、下肢麻木、足趾痉挛、颈肩酸痛为主要临床表现, 属中医学"消渴痹证"范畴。患者为中老年女性, 年过七七, 天癸已绝, 肝肾阴虚, 风湿痹阻, 虚阳上扰, 故见颈肩酸胀、肢体麻木、烘热汗出, 当以滋养肝肾、宣痹通络立法, 药后颈肩酸胀、烘热汗出有减, 疼痛依然, 考虑兼夹寒邪, 复增桂枝温经散寒, 三诊又入木瓜解筋通络, 足趾筋挛立即缓解。"治风先治血, 血行风自灭", 因此, 当归、白芍贯穿治疗始终。

三、病血脉

病案 1

顾某, 男, 63 岁, 退休职工。初诊: 2012 年 8 月 15 日。

主诉: 胸痛 3 年。

病史: 素有冠心病、糖尿病及痛风史, 已安装 6 个支架, 并长期服用立普妥、波利维、孚来迪片等药物。

刻诊: 胸痛, 放射至左肩背, 昏昏欲睡, 左大趾关节红肿 2 次发作, 寐安, 纳可, 二便调。

查体: 舌质暗淡, 舌苔黄腻, 脉细数。

诊断: 消渴病 (逆归期), 消渴心病。

辨证: 气阴两虚, 心脉不畅。

治法: 益气养阴, 活血通脉。

处方: 党参 30g, 麦冬 30g, 五味子 7g, 丹参 30g, 瓜蒌皮 30g, 檀香 10g, 桂枝 10g, 炙甘草 15g, 当归 20g, 桃仁 15g, 红花 7g, 川芎 12g, 7 剂。

二诊: 2012 年 10 月 3 日。

药后胸闷胸痛减。自行停药后复作, 运动时加剧。舌质淡红, 舌苔薄白, 脉沉细。处方: 党参 30g, 麦冬 30g, 五味子 7g, 丹参 30g, 瓜蒌皮 30g, 檀香 10g, 桂枝 10g, 炙甘草 15g, 当归 20g, 桃仁 15g, 红花 10g, 川芎 12g, 三七粉 3g (冲服), 30 剂。

三诊: 2013 年 1 月 23 日。

胸痛又作半月余, 动则加剧。舌质淡, 边齿印, 舌苔薄白, 脉细涩。

辨证： 气虚血瘀，心脉不畅。

处方： 生晒参 15g，麦冬 30g，五味子 7g，丹参 30g，瓜蒌皮 30g，檀香 10g，桂枝 10g，炙甘草 15g，当归 20g，桃仁 15g，红花 10g，川芎 12g，三七粉 6g（冲服），薤白 20g，枳实 15g，7 剂。

上方自行续服多剂，诸症明显缓解。

按语： 消渴心病是消渴病最重要的并发症之一，包括消渴病合并心悸、怔忡、心痛、胸痹等病证，相当于西医学中的冠状动脉粥样硬化性心脏病、糖尿病性心肌病、微血管病变、自主神经功能紊乱所致的心律失常和心功能不全。一般而言，心病当从心气、心血、心脉入手，心气充沛、心血充盈、心脉通畅，才能心搏正常，人无不适。一旦心气不足，鼓动无力，或心血不充，心失所养，或心脉不畅，心血瘀阻，均能造成诸多症状，此乃从病论述。而该患者初诊除胸痛之外，可见昏昏欲睡、舌质暗淡，复诊又见动则胸痛加剧、脉细涩，此为阳气不足、心脉不畅之象，足趾关节红肿、舌苔黄腻又是湿热痹阻之象，脉细数更为阴虚内热之象，此为从证论述。患者诊断冠心病明确，虽已安装支架，症状却未见明显缓解，胸痛放射至左肩背即是，故治疗仍当病证结合，以益气养阴、活血通脉为主法，并以党参、桂枝益气温阳，麦冬、当归滋养阴血，枳实、丹参、檀香、桃仁、红花、川芎、三七行气活血散瘀，瓜蒌皮、薤白宽胸通阳。其中檀香一味，气辛味温，行气止痛、散寒调中，为较好的气分药，《日华子本草》认为其能"止心腹痛"，王师多在心痛较著时以其取代降香，并认为"气为血帅"，气行则血行，故多用之。三七与人参同科，民间有以三七滋补习惯，现代研究亦表明其有改善心血管系统功能，增强体质等作用，方中用之，既补又攻，"化瘀血而不伤新血也"。

病案 2

邬某，女，63 岁，退休职工。初诊：2013 年 3 月 13 日。

主诉： 胸痛心悸半年。

病史： 素有糖尿病、高血压及冠心病，目前已用胰岛素及降压药物治疗，血糖、血压、血脂控制可。

刻诊： 胸痛，胸闷心悸，胸胁紧束，面部及手臂麻木，一过性面部潮红，上症每于上午 9 时许因工作语言交流过多加剧，平静则减，夜寐不安，大便每日 2~3 次，尿常。

查体： 舌质暗淡，舌苔薄白，舌下脉络蓝紫，脉沉细弦。

辅助检查： DSA 示左前降支中段 20% 狭窄。B 超示双侧颈动脉内膜局部增厚伴斑块。

诊断： 消渴病（逆归期），消渴心病。

辨证： 宗气不振，胸阳不展，痰瘀搏结，心脉不畅。

治法： 益气振宗，开胸通阳，化痰散瘀，通利血脉。

处方： 黄连 7g，制半夏 15g，瓜蒌皮 30g，枳实 15g，苦参 15g，丹参 30g，薤白 20g，麦冬 25g，生地黄 30g，降香 15g（后入），桃仁 15g，红花 10g，生黄芪 30g，三七粉 3g（冲服），7 剂。

二诊： 2013 年 3 月 20 日。

胸闷心悸好转，偶有咳嗽，大便偏多。舌质淡胖，舌苔薄白，脉细。上方再进 7 剂。

三诊： 2013 年 3 月 27 日。

胸闷稍好转，面部一过性潮红依然，大便偏稀。舌质淡胖，舌苔薄白、微黄，脉细。处方：丹参 30g，瓜蒌皮 30g，降香 15g（后入），党参 20g，麦冬 25g，五味子 7g，黄连 9g，制半夏 15g，枳实 15g，薤白 25g，红花 10g，生黄芪 30g，三七粉 3g（冲服），枸杞子 30g，菊花 15g，7 剂。

四诊： 2013 年 4 月 3 日。

胸闷、面部麻木好转，情绪易激动，前额跳动、一过性潮红依然。舌质红，舌苔薄黄，脉细。处方：丹参 30g，瓜蒌皮 30g，降香 15g（后入），党参 20g，麦冬 30g，五味子 7g，黄连 9g，制半夏 15g，枳实 15g，薤白 25g，红花 10g，三七粉 3g（冲服），枸杞子 30g，菊花 15g，胆南星 10g，7 剂。

五诊： 2013 年 4 月 10 日。

前额跳动、面部潮红依然，大便每日 3~4 次。舌质淡胖，舌苔薄白，脉细。处方：丹参 30g，瓜蒌皮 30g，降香 15g（后入），党参 20g，麦冬 30g，五味子 7g，黄连 9g，制半夏 15g，枳实 15g，薤白 25g，红花 10g，三七粉 3g（冲服），钩藤 30g（后入），僵蚕 10g，7 剂。

六诊： 2013 年 4 月 17 日。

面部潮红罢，前额跳动，颈部胀痛，得温则减，大便每日 3 次。舌质淡胖，舌苔薄白腻，脉细。上方加生白芍 30g，7 剂。

七诊： 2013 年 4 月 24 日。

胸痛明显好转，前额跳动依然，大便每日 3 次。处方：丹参 30g，瓜蒌皮 30g，降香 15g（后入），党参 20g，麦冬 30g，五味子 7g，黄连 9g，制半夏 15g，枳实 15g，薤白 25g，红花 10g，三七粉 3g（冲服），生白芍 45g，生甘草 10g，7 剂。

八诊：2013 年 5 月 22 日。

胸痛、前额跳动稍好转。舌质淡红，舌苔薄黄，脉细滑。上方加全蝎粉 3g（冲服），7 剂。

九诊：2013 年 7 月 3 日。

前症明显好转，偶有激动时复作，GGT 112U/L，TC 2.57mmol/L。舌质暗淡，舌苔薄白，脉细缓。处方：丹参 30g，瓜蒌皮 30g，降香 15g（后入），党参 20g，麦冬 30g，五味子 10g，炒黄连 9g，制半夏 15g，枳实 15g，薤白 25g，红花 10g，三七粉 3g（冲服），生白芍 45g，生甘草 10g，苦参 15g，7 剂。

按语：本案患者就诊次数较多，脉案较为详细，但无论患者症状如何演变，其病机中心不离"宗气不振、胸阳不展、痰瘀搏结、心脉不畅"，可谓病症结合，以病为主，随症加减。治疗上主要以生脉散合瓜蒌薤白半夏汤加丹参、降香、枳实、黄连、红花等益气振宗、开胸通阳、化痰散瘀、通利血脉，仅于面部潮热时加枸杞子、菊花以平肝潜阳，前额跳痛时增芍药甘草汤酸甘养阴，钩藤、僵蚕、全蝎息风通络，又是王师治疗慢性病"谨守病机，随症加减"法则的具体体现。

病案 3

薛某，女，77 岁，农民。初诊：2014 年 6 月 25 日。

主诉：四肢刺痛伴麻差 2 年。

病史：有糖尿病及高血压病史 10 余年，目前服用格列齐特缓释片 60mg，每日 1 次，控制血糖，左旋氨氯地平片 2.5mg，每日 1 次，控制血压。另有青光眼晶体植入术后 3 年。

刻诊：入睡困难，夜尿频多，大便不畅，四肢远端夜间刺痛，纳可，小便调。

查体：双下肢动脉搏动减弱，皮肤温度减低。舌质暗淡，苔薄白腻，舌下静脉蓝紫，脉细滑。

中医体质分类判断提示：偏颇体质（阴虚质、血瘀质、气郁质）。

辅助检查：FPG8~9mmol/L，2hPG 12mmol/L；双下肢动脉彩超提示：双下肢动脉硬化伴斑块。

中医诊断：消渴病（逆归期），消渴痹病。

西医诊断：2 型糖尿病，糖尿病性周围血管病变，高血压病。

辨证：心肝血虚，经络失养。

治法：养血宁心，和血通络。

方药：自拟宁心舒情汤加味。

处方：酸枣仁20g，淮小麦30g，茯苓15g，麦冬20g，百合30g，青龙齿30g（先煎），制首乌30g，枸杞子30g，女贞子30g，当归15g，鸡血藤30g，威灵仙20g，延胡索20g，14剂。

二诊：2014年7月9日。

失眠较前明显好转，但四肢远端夜间刺痛仍存，双下肢仍有发凉感，纳可，小便调。舌质暗红，舌苔薄白，脉弦细。处方：生黄芪30g，当归15g，赤芍15g，当归15g，地龙10g，桃仁10g，红花10g，枸杞子30g。鸡血藤30g，威灵仙20g，延胡索20g，桂枝6g，21剂。

三诊：2014年8月1日。

上方自行续服多剂，诸症明显缓解。

按语：消渴痹病乃因消渴日久不愈，蔓延而成，相当于西医学中的糖尿病周围血管病变、糖尿病周围神经病变。患者多见四肢不温、麻木不仁、间歇性跛行等症状。其病机有虚有实。虚有本与变之不同，虚之本在于阴津不足，虚之变在于气虚、阳损。实为痰浊与瘀血，既可单独为病，也可互结为果。就临床实际情况来看，患者既可纯虚为病，所谓"气不至则麻""血不荣则木""气血失充则痿"，又可虚实夹杂。该例患者以四肢刺痛、失眠、大便不畅为主诉，辨证当属心肝血虚，经络失养，为虚实夹杂之证，治疗上当以养血宁心、和血通络为先，二诊时患者睡眠症状改善，然四肢刺痛、发凉症状仍存，当投以益气活血、养血通络之补阳还五汤加减，并予桂枝温经通络，诸症皆罢。

四、病筋骨

病案1

患者邹某，女，54岁，家务人员。初诊：2012年3月21日。

主诉：腰痛伴烘热汗出、畏寒肢冷反复发作5年。

病史：患者5年前出现腰痛，以腰骶部为主，伴烘热汗出、畏寒肢冷，月经周期紊乱，先后无定期，月经量少，经色淡红，夹有血块，曾服用"谷维素"等药物治疗，效果不佳。既往有糖尿病、高脂血症等病史。已服用降糖、降脂药物，未系统监测血糖、血脂情况。

刻诊：腰膝酸痛，烘热汗出，畏寒肢冷，小便频数清长，夜尿多，五心烦热，失眠多梦，睑面浮肿，带下量多。胃纳尚可，大便尚调。

查体：舌质淡红，舌体胖大，苔薄白，舌下静脉暗淡，脉沉细。

辅助检查：性激素提示雌激素水平偏低，骨密度提示骨质疏松；空腹血糖 7.8mmol/L，糖化血红蛋白 7.2%。

中医诊断：消渴病。

西医诊断：2 型糖尿病，骨质疏松症，高脂血症。

辨证：元阴元阳俱虚，痰浊瘀阻证。

治法：治以滋肾阴，补肾阳，化瘀泄浊。

处方：地黄饮子加减。熟地黄 15g，巴戟天 20g，山茱萸 12g，肉苁蓉 20g，淡附片 6g（先煎），石斛 12g，五味子 7g，肉桂 3g，茯苓 15g，麦冬 15g，远志 10g，石菖蒲 15g。

二诊：2012 年 5 月 25 日。

患者已服汤药 2 个月，腰痛、烘热汗出、失眠多梦、畏寒肢冷等症状显著好转，月经量少，但基本规则。上方加减，服药 5 个月后随访，患者诸症已罢，月经已断，复查骨密度提示骨量轻度减少。

按语：骨质疏松症多见于绝经后女性，而罹患糖尿病者骨质疏松症发病率更高。中医学虽无"骨质疏松症"这一病名，但根据其发病机制和临床表现，与古代文献所载的"骨枯""骨萎""骨痹""骨蚀"等病证相近。中医学认为"肾主骨"，骨骼的疾病与肾的功能息息相关。肾为水火之宅，藏元阴而寓元阳，若阴虚日久，阴损及阳，必现元阴元阳俱虚之证。加之久病必虚，久病必瘀，终致虚邪丛生，痰浊瘀阻于内之候。治疗上当以填精充督，补益元阴元阳，调畅五脏气机，化瘀泄浊通络，标本兼顾，徐图缓求。方用地黄饮子加减。方中熟地黄、山茱萸补肾填精，肉苁蓉、巴戟天温壮肾阳，四药合用以治下元虚衰之本。附子、肉桂助阳益火，协肉苁蓉、巴戟天温暖下元，补肾壮阳，并可摄纳浮阳，引火归原。石斛、麦冬滋阴益胃，补后天以充养先天。五味子酸涩收敛，合山茱萸可固肾涩精，伍肉桂能摄纳浮阳、纳气归肾。石菖蒲、郁金、茯苓化痰开窍，以治痰浊阻窍之标，且与诸补肾药相伍，又可交通心肾，煎药时少加姜、枣以和胃补中、调和药性。诸药配伍，使下元得以补养，浮阳得以摄纳，水火相济，诸症可瘥。

病案 2

赵某，男，59 岁，退休工人。初诊：2010 年 5 月 3 日。

主诉：反复口干多饮多尿 6 年，右足趾溃烂 1 个月。

病史：罹患糖尿病 6 年，曾注射胰岛素，并口服二甲双胍片、阿卡波糖片、参芪降糖胶囊等中西药物，血糖控制不稳，1 个月前右脚第 1、2、3 趾出现溃烂，以2、3趾尤甚，经多方治疗不见好转。因2、3趾溃烂严重，于半年前做截趾手术。为保全踇趾，患者多方求医，故来我院就诊。

刻诊：右下肢及足背疼痛、麻木、行走无力，神疲体倦，气短懒言，面色萎黄，口渴多饮，视物不清，小便短黄。

查体：右腿自膝以下皮肤紫绀，尤以足背为甚，第2、3趾缺如，创口未愈，大踇趾紫黑色，有一蚕豆大小溃烂面，所有创面均有脓血性渗出物。舌紫暗、苔黄腻，脉弦滑。

辅助检查：空腹血糖11.70mmol/L，糖化血红蛋白9.8%。

中医诊断：消渴病（逆归期），消渴脱疽。

西医诊断：2型糖尿病，糖尿病足。

辨证：气虚血瘀，湿热内蕴。

治法：益气养阴，活血化瘀，清热利湿解毒。

处方：苍术20g，生黄芪20g，丹皮20g，炒白术15g，怀山药15g，麦冬15g，玉竹15g，石斛15g，天花粉15g，知母15g，鸡血藤15g，百合15g，地丁草15g，金银花15g，龙胆草10g，生地黄15g，蒲公英20g，桃仁10g，红花10g，生甘草6g，蜈蚣2条，14剂。创面局部嘱其到外科进行常规换药，并敷黄连素纱条。

二诊：2010年5月17日。

上方服2周后，渴饮减轻，精神转佳，右下肢紫绀范围缩小，仍有下肢疼痛，创面脓血性渗出物较多，空腹血糖8.9mmol/L。舌脉同前。此属正气渐复，瘀血未化，湿热未清之象。原方加生乳香、生没药各15g，地龙9g，益母草10g，以活血通络利湿。

三诊：2010年6月2日。

连服14剂后，患者面色红润，精神饱满，下肢疼痛减轻，唯足背及踇趾紫绀，且创面脓血性渗出物较多，遂于前方去生乳香、生没药、鸡血藤、龙胆草、金银花，加柴胡12g，升麻6g，茯苓、泽泻各30g，以托脓生肌，兼以利湿。

四诊：2010年6月23日。

连服21剂后，空腹血糖7.2mmol/L，右足背及两趾颜色恢复正常，第2、3趾创口基本愈合，唯踇趾创面仍有血性渗出物，考虑为久病气虚，既不能促使创面愈合又不能摄血，故将原方生黄芪加大到45g，并去蒲公英、地丁草。

五诊：2010年7月6日。

连服14剂后，踇趾创面基本愈合，唯行走多时有少量液体渗出，继服上方7剂后，渗液基本消失。

按语：消渴脱疽即西医学的糖尿病合并肢端坏疽，是糖尿病合并血管病变的病症之一，若治疗不及时，常可导致组织溃烂、肤端脱落，给患者带来极大痛苦。消渴脱疽病变的因素极为复杂，王师认为本病始于消渴，缘阴虚火旺，热灼津血，酿成血瘀，致肢体失养，复感邪毒，乃至肢端溃烂而成脱疽。若殃及骨髓，证属凶险。纵观本病病机为正虚血瘀，热毒内蕴。因本病始于消渴，而消渴又多为肺、胃、肾三脏阴虚而致，日久耗气，又多致气阴两虚。本着治病求本的原则，治疗消渴脱疽首先应滋养肺、胃、肾三脏之阴液，若有气虚者又当补气。该患者乃属气阴两虚型，故用玉竹、石斛、百合、麦冬等以养阴，另用黄芪、苍术、白术等以益气健脾，黄芪在益气的同时又能托脓生肌。此外，还有意识地应用了治本的降糖药对，如黄芪与怀山药、生地黄与丹皮、天花粉与知母等。既然合并脱疽，必有血瘀，故在治本基础上加入桃仁、红花、鸡血藤、乳香、没药、地龙等以活血通络，因其创面有脓液渗出，乃为热毒内蕴，故用生地黄、丹皮、蒲公英、地丁草、金银花等清热凉血解毒，此外还加入了茯苓、泽泻等利湿之品，尤其是地龙、益母草具有通络利湿的双重作用。在以内治为主的同时，尚应结合外治，因外治具有清疮消毒、防止感染、化瘀生肌、减少疮面渗出之功效。其次，在治疗中应斟酌病情，辅以有降糖作用的中西药，以冀达到控制血糖之目的，努力创造一个有利于局部组织生长愈合的良好环境。

第八章
糖尿病膏方举隅

膏方，又名膏剂、煎膏，属于中医传统剂型之一。它是在大型复方汤剂的基础上，根据人的不同体质、不同临床表现而确立不同处方，经浓煎后掺入某些辅料而制成的一种稠厚状半流质或冻状剂型。中医膏方扶正纠偏，配方灵活，疗效显著，被广泛用于亚健康调理及慢性病防治。

王师从事中医临床和教学工作五十余载，临证经验丰富，在运用膏方治疗糖尿病上亦有独到之处。王师常言，糖尿病膏方药味数量较多，看似杂乱无章，但却有组方规律可循。他认为，一剂糖尿病膏方常由以下四部分组成：精确的祛邪却病药、适中的扶正补益药、少量的助运消导药以及合理的矫味赋形药。

1. 祛邪却病，直达病所

祛邪却病药是糖尿病膏方最不可或缺的一部分。王师认为，糖尿病是一组由真气不足、气化功能失调开始，致脏腑经络气血瘀滞，阴阳气化逆乱而终的多系统、多脏器病变的虚实寒热夹杂的内科杂病综合征，其过程具有始终性和复杂性。一旦气化过程发生障碍，气血津液代谢失常，脏腑功能失调，就会产生痰、湿、瘀、浊等病理产物，直接导致糖尿病的发生、发展。糖尿病诸多临床变证、并发症与此亦息息相关，临床所见糖尿病患者，痰浊内盛、瘀血阻络、湿热内阻等证相当常见，因此需予精确的化痰泄浊、活血化瘀、清利湿热之药，祛邪却病、直达病所，达到恢复正常气化功能之目的。如痰浊内盛者，常予苍术、薏苡仁、泽泻、绞股蓝、竹茹等化痰泄浊；湿热内阻者，常配以黄连、黄芩、玄参、肥知母、石膏等清热泻火、解毒燥湿；瘀血阻络偏于血虚者，常用三七、当归、川芎、鸡血藤、木瓜等养血活血；偏于血热者，则选用赤芍、丹皮、丹参等凉血散瘀；久病入络者，常选用水蛭、全蝎、地龙等虫类药物以入络搜剔。

2. 适量补益，扶助正气

扶正补益药亦是糖尿病膏方的重要组成部分。王师认为，糖尿病发病的原始病机为真气不足，在环境因素影响下，既可因脏腑失养而致气机怫郁，由郁化热，热而成燥，因燥伤津，而以其真气不足为本、燥热为标；又可因脏腑虚羸，气化乏源，进而阴液受损，导致气阴双亏或阴阳双亏，而以气虚为本，阴虚为标。所以，王师认为，糖尿病其"本"实乃真气不足，气化失常，气机失调。因此，治疗上需补益扶正，恢复脏腑正常的气化功能为主。

然王师常言，糖尿病膏方切不可峻补、蛮补，否则壅滞气血，留邪内闭，反致其害，应选用适中的补益药物以扶助正气、滋补虚损。气虚者常选用四君子汤、参苓白术散、玉屏风散等加减；气阴两虚者，以芪麦地黄汤、生脉散、自拟消糖合剂（太子参、生黄芪、麦冬、羊乳、柿叶、鬼箭羽、人中白、山药）等加减；血虚者常予四物汤、自拟宁心舒情汤（酸枣仁、淮小麦、百合、麦冬、茯苓、青龙齿）等加减；阴虚者以知柏地黄汤、左归丸、一贯煎等加减；阳虚者常选用金匮肾气丸、右归丸等加减；阴阳两虚者则以地黄饮子、自拟复方二仙汤（仙茅、淫羊藿、黄芪、当归、肥知母、黄柏、生地黄、生甘草）等加减；阳虚较盛者，可加大仙茅、淫羊藿之用量，酌情加用熟附子、肉苁蓉、巴戟天等温肾壮阳、散寒祛湿的药物，以达到纠正脏腑气血阴阳失衡之功效。

3. 助运消导，以资运化

王师认为，传统膏方，药味厚重，黏腻难化。正如李东垣所云"脾胃之气既伤，而元气亦不能充，而诸病之所由生也"，又云"脾胃为生化之源"，人以胃气为本，胃气旺则脾中元气亦旺。因此，临证时常佐以少量助运消导药，有利于脾胃运化，使补而不腻，疗效更彰。如湿热体质者，可选用砂仁、白蔻仁、半夏、厚朴等药物；阴虚体质者，可加用味薄气轻的花类药物，如五花汤（玫瑰花、绿梅花、合欢花、佛手花、川朴花）等；痰食积滞者，常选用生鸡内金、六神曲、炒谷芽、炒麦芽、木香等药物，使脾胃得运，令膏方更适宜久服。

另外，王师遇到糖尿病患者在开膏方之前常开具几剂中药汤药的"开路方"，尤其是糖尿病合并胃肠功能紊乱之人，其目的是通过汤剂调理脾胃功能，祛除湿浊余邪，同时观察服用汤剂的反应，以便在膏方中选择针对性较强的药物，取得更理想的疗效。

4. 合理矫味，利于收膏

膏方中加入阿胶、鳖甲胶、龟甲胶、鹿角胶等胶类中药，这是膏方的用药特色，这些胶类中药不仅在制剂加工时有助收膏成形，使药汁变稠，而且因其本身具备的良好药效，选用得当，更有把薪助火之功。收膏之胶类的选用，当以性凉之龟甲胶、鳖甲胶为佳，趋于阴阳两虚者可加选阿胶、鹿角胶。对于糖尿病合并肾功能不全，有蛋白尿、低蛋白血症者，王师少用龟甲胶及鳖甲胶，常加重玉竹、黄精、山茱萸等滋阴药剂量以利于收膏。为避免糖尿病患者使用甜味剂致血糖升高，王师在其膏方中常用甜菊糖、木糖醇、阿巴斯甜等甜味剂以替代白冰糖、蔗糖，以达到矫味效果。这些甜味剂能够提供甜味，但不会提高血糖水平。同时，还需加入少量黄酒以助药性，并去除荤胶的腥味，更加适于糖尿病患者服用。

同时，组方用药时还着眼于辨证和辨病相结合，对于体质较为平和、"三多一少"的症状不显著、无明显气血阴阳失和的糖尿病患者，常选用一些现代药理学研究中具有降糖降脂、纠正代谢紊乱的药物，如山药、玉米须、枸杞子、天花粉、葛根、桑叶、荷叶等，亦可达到平稳降糖、减少或延缓并发症发生的效果。现代药理学研究表明上述药物也均有较好的降糖作用。

验案举例

病案 1

郑某，男，44 岁，个体经营业主，2010 年 11 月 3 日首诊。有糖尿病史 3 年，血脂偏高，有糖尿病家族史，目前服二甲双胍片、瑞格列奈片控制血糖，血糖基本控制稳定，空腹血糖为 6~7mmol/L，餐后血糖在 10mmol/L 左右，"三多一少"症状不明显。刻诊：体型肥胖，手足多汗，时有头晕目眩，大便偏稀。苔薄灰腻，质淡红，边齿印，脉细缓。此乃气阴两虚，湿阻中焦之证。治拟：益气养阴，健脾化湿。先予六君子汤加减消运开路，继予滋膏调之。

处方：

广陈皮 100g	姜半夏 100g	太子参 120g	炒白术 120g
云茯苓 120g	生甘草 50g	北黄芪 150g	粉葛根 200g
怀山药 300g	枸杞子 200g	女贞子 150g	旱莲草 120g
白扁豆 300g	薏苡仁 300g	炒二芽各 200g	天冬 120g
麦冬 120g	制首乌 120g	生山楂 300g	紫丹参 120g
全当归 120g	阳春砂 50g	生晒参 90g	鳖甲胶 200g

龟甲胶 200g   木糖醇 500g   黄酒 250g

上药炼膏，分早晚各一匙，开水送服，忌食生冷、海鲜、油腻、生萝卜之品，遇感冒、腹泻、食滞则停服，待上症罢则继续服之。

2011 年 11 月 10 日复诊：经服西药降糖、降脂，目前血糖、血脂控制稳定。去冬经益气养阴、健脾化湿滋膏调体后，自觉神疲多汗已瘥。大便偏稀，体型稍胖。苔薄黄腻，质淡胖，边齿痕，脉细缓。此乃气阴两虚，中焦湿热之证。治拟：益气养阴，佐以清化湿热。已服用开路方 7 剂，继予滋膏调体。

处方：

太子参 150g	苍白术各 150g	白茯苓 100g	广陈皮 100g
薏苡仁 300g	姜半夏 120g	怀山药 300g	白扁豆 150g
春砂仁 50g	女贞子 120g	旱莲草 120g	天麦冬各 120g
枸杞子 150g	制首乌 150g	炒白芍 120g	全当归 120g
北黄芪 150g	紫丹参 120g	补骨脂 200g	芡实 200g
鸡内金 120g	生甘草 60g	北防风 100g	佛手片 100g
川黄连 30g	淡干姜 120g	生晒参 100g	真阿胶 250g
鳖甲胶 250g	木糖醇 500g	黄酒 250g	

上药炼膏，分早晚各一羹匙，开水冲服，忌食生冷海鲜、油腻之品，遇感冒、胃痛、腹泻，则暂停服膏，待上症罢，再服。

按语： 本案患者长期应酬，嗜食肥甘油腻膏粱之品，损伤脾胃，致脾气虚弱，湿阻中焦，清阳不升，浊阴不降，故见大便溏薄，头晕目眩；气虚运化水湿无权，痰浊、瘀毒内生，故见神疲乏力、体型肥胖，血糖、血脂偏高。然患者初诊时"三多一少"症状并不明显，故治疗上当以审症求因，治拟益气养阴、健脾化湿之剂直达病所，佐以化瘀、泄浊之山楂、丹参。次年复诊时，神疲乏力等症已罢，血糖、血脂控制理想，然患者舌苔见黄腻，乃湿阻中焦，郁久化热之故，因此在复诊时加用少许黄连清化湿热。为防黄连苦寒伤脾，佐以干姜温化脾阳、振奋阳气。患者随诊监测，血糖平稳达标，诸症渐愈，疗效颇佳。

病案 2

王某，男，53 岁，企业家。斡旋商场，经营有道，膏粱厚味素喜食，肥甘饮烈席难拒，中州失衡，运化失度。有糖尿病史 10 余年，近测空腹血糖 8.3mmol/L，现服用二甲双胍、拜糖平片。刻诊：口渴欲饮，口苦口臭，多食易饥，神疲乏力，心烦易怒，溲黄异臭，大便黏滞，舌质偏红，舌苔黄腻，脉象弦滑。西医诊断：2型糖尿病；中医诊断：消渴病。此乃肝胃阴虚，湿热内蕴之证。谨以清调为用，采用临膏变法，滋阴清热利湿、荡涤滓秽澄源。

汤方：

川黄连9g	淡子芩15g	乌玄参20g	茅苍术20g
生石膏30g（先煎）	肥知母15g	大生地30g	冬桑叶20g
天花粉30g	淡竹叶15g	通草6g	生甘草6g

上述汤方7剂后，继予滋膏调之。

处方：

薏苡仁300g	山茱萸120g	怀山药300g	广木香100g
阳春砂50g	生晒参100g	西洋参100g	莲子肉300g
木糖醇300g	黄酒250g		

上方，膏方炼膏，分早晚各一匙，汤方煎煮，烫汁冲膏，搅拌而成，7日后复诊调汤方。

按：清者，太清谓天，清为气，冲和之气也。本案患者，创业艰难，迫于应酬，饮食无节，损伤脾胃，以致升降失司，水湿潴留，郁久化热，终成阴虚湿热体质，日久常有虚实混杂、寒热互兼、夹瘀入络、损及多脏之象，病情恐有多变。清调法，清而勿凝，君、臣、佐、使分工明确，君、臣为汤，汤者荡也，具有药味精、药量少、药贴活、入医保的特点，量体裁方，随病加减，灵活处理基础病机和即时病机的转换；佐、使为膏，补益定形，便于冷藏。两者治补结合，四季相宜。推而广之，此法适用于阴虚湿热体质的其他慢性病患者。如高血压、高脂血症患者，君臣方选自拟降浊合剂（黄芪、决明子、薏苡仁、白扁豆、鸡内金、生山楂、生麦芽、苍术、丹参、绞股蓝、山药、葛根），三仁汤等；若三高兼有尿酸偏高，方选化湿排浊方（绵茵陈、生白术、生山楂、荷叶、夏枯草、滑石粉、生甘草、泽兰、草薢、川牛膝、威灵仙）等。以一推三，审症求因，不作详表。佐、使之药，多由桑椹子、薏苡仁、山茱萸、怀山药、莲子肉、木香、砂仁等健脾滋阴、厚味赋形药物挑选而成，既助君臣之效，制诛伐之过，又赋形矫味。细料药和辅料，多为生晒参、西洋参、麦芽糖、白冰糖、蜂蜜等气阴双补、调和诸药。此法应注意消渴患者的辅料选取，可选用甜菊糖、木糖醇、阿巴斯甜、甜蜜素等，一般慎用冰糖和白糖。

病案3

邱某，女，46岁，企业职员，2006年12月14日初诊。发现"2型糖尿病"病史6年，已用赖脯胰岛素25笔芯、二甲双胍片控制（具体剂量不详），空腹血糖控制在 5~7mmol/L，餐后 2 小时血糖为 7~8 mmol/L，血脂、尿酸等指标正常，有颈、腰椎病史，年近更年，月经先期，妇检正常，时有口干目糊、腰膝酸软、夜寐易醒。苔薄，微黄，质稍红，脉细滑。此属消渴病消渴期，肝肾阴虚之证，予以滋膏调之。

处方：

肥知母 120g	川黄柏 100g	生地黄 120g	熟地黄 120g
牡丹皮 100g	山萸肉 120g	建泽泻 100g	云茯苓 120g
怀山药 300g	桑寄生 150g	怀牛膝 150g	制首乌 200g
女贞子 150g	旱莲草 120g	炒杜仲 150g	巴戟肉 150g
北黄芪 150g	全当归 120g	佛手片 120g	薏苡仁 300g
清甘草 60g	阳春砂 30g	枸杞子 150g	白菊花 100g
鳖甲胶 250g	真阿胶 250g	木糖醇 500g	黄酒 250g

上药炼膏，分早晚各一匙，开水送服，忌食生冷、海鲜、油腻、生萝卜之品，遇感冒、腹泻、食滞则停服，待上症罢则继续服之。

二诊：2007 年 12 月 27 日。

病属消渴病消渴期，证属肝肾阴虚，已用胰岛素治疗，血糖理想控制，去冬进滋膏调体，症状明显改善，但觉夜尿频多，夜寐易醒。苔薄净，质稍红，脉弦细。予以原方再进。

处方：

肥知母 120g	川黄柏 100g	生地黄 120g	熟地黄 120g
牡丹皮 100g	山萸肉 120g	建泽泻 100g	云茯苓 100g
怀山药 300g	桑寄生 120g	怀牛膝 120g	制首乌 200g
枸杞子 150g	旱莲草 150g	女贞子 150g	巴戟肉 150g
益智仁 120g	北黄芪 150g	全当归 120g	桑螵蛸 120g
阳春砂 30g	佛手片 120g	生龙骨 200g	生牡蛎 200g
清甘草 60g	鳖甲胶 250g	真阿胶 250g	木糖醇 500g
黄酒 250g			

上药炼膏，分早晚各一匙，开水送服，忌食生冷、海鲜、油腻、生萝卜之品，遇感冒、腹泻、食滞则停服，待上症罢则继续服之。

按语： 本案患者中年女性，年近更年，月经始乱，天癸将绝，故见目干涩糊、腰膝酸软等肝肾精血不足之证。然患者初诊时血糖、血脂等指标控制可，故"三多一少"症状并不明显，故治疗上当以审症求因，治拟补益肝肾之剂直达病所。次年复诊时，目干涩糊、腰膝酸软等症已罢，血糖、血脂控制理想，然见患者夜寐易醒、夜尿频多，故在复诊时加用生龙骨、生牡蛎镇惊安神，益智仁、桑螵蛸固精缩尿、补肾助阳。患者随诊监测，血糖平稳达标，诸症渐愈，疗效颇佳。

病案 4

陈某，男，74 岁，退休教师。有糖尿病史及前列腺炎史。偏颇体质。经汤药调体，阴阳趋衡，五脏安和，体质有增，症状改善。刻诊：神疲乏力，偶有夜尿短少，尿常规偶有潜血、蛋白，血糖偏高，余症显减。苔薄黄，质暗淡胖，脉弦细滑。证属肝肾阴虚，脾气虚弱。治拟滋肾健脾。予以滋膏调体。

处方：

肥知母 100g	川黄柏 100g	怀山药 150g	生地黄 150g
熟地黄 150g	山萸肉 100g	粉丹皮 100g	白茯苓 100g
建泽泻 100g	女贞子 200g	旱莲草 150g	枸杞子 200g
白菊花 100g	天麦冬各 120g	五味子 70g	制首乌 200g
灵芝草 150g	潞党参 150g	炒白术 100g	生甘草 50g
生黄芪 300g	全当归 150g	炒白芍 120g	大川芎 100g
北防风 100g	巴戟天 100g	补骨脂 200g	肉苁蓉 150g
川怀牛膝各 150g	紫丹参 150g	车前子 300g	泽兰叶 150g
广木香 100g	阳春砂 50g	鸡内金 150g	曲白参 120g
西洋参 120g	鳖甲胶 3000g	龟甲胶 200g	木糖醇 500g
黄酒 500g			

上药炼膏，分早晚各一匙，开水送服，忌食生冷、海鲜、油腻、生萝卜之品，遇感冒、腹泻、食滞则停服，待上症罢则继续服之。

二诊：2012 年 12 月 3 日。

偏颇体质。经去冬滋膏调体，阴阳趋衡，五脏安和，体质有增，症状改善。刻诊：神疲乏力，偶有夜尿短少，尿检偶有潜血、蛋白，血糖偏高，余症显减。苔薄黄，质暗淡胖，脉弦细滑。证属肝肾阴虚，脾气虚弱。治拟滋肾健脾。予以滋膏调体。

处方：

肥知母 100g	川黄柏 100g	怀山药 150g	生熟地各 150g
山萸肉 100g	粉丹皮 100g	白茯苓 100g	建泽泻 100g
女贞子 200g	旱莲草 150g	枸杞子 200g	白菊花 100g
天麦冬各 120g	五味子 70g	制首乌 200g	灵芝草 150g

潞党参 150g	炒白术 100g	生甘草 50g	生黄芪 300g
全当归 150g	炒白芍 120g	大川芎 100g	北防风 100g
巴戟肉 100g	补骨脂 200g	肉苁蓉 150g	川怀牛膝各 150g
紫丹参 150g	车前子 300g	泽兰叶 150g	鸡内金 150g
广木香 100g	阳春砂 50g	曲白参 120g	西洋参 120g
鳖甲胶 300g	龟甲胶 200g	木糖醇 500g	黄酒 500g

上药炼膏，分早晚各一匙，开水送服，忌食生冷、海鲜、油腻、生萝卜之品，遇感冒、腹泻、食滞则停服，待上症罢则继续服之。

三诊：2013 年 11 月 28 日。

偏颇体质。年逾古稀，精血始亏，肾气始衰，阴阳失和。叠经滋膏调体，症状改善，阴阳趋衡。体质有增，血糖、血脂控制理想。但觉傍晚神疲欲睡，口唇干燥。苔薄微黄，质暗红，脉细滑。药证合拍，膏体相宜。继以健脾益肾、培本固元，予以滋膏调体。

处方：

肥知母 100g	川黄柏 100g	生地黄 150g	怀山药 200g
山萸肉 120g	粉丹皮 100g	白茯苓 100g	建泽泻 100g
女贞子 200g	旱莲草 150g	枸杞子 200g	白菊花 100g
天门冬 150g	麦门冬 150g	五味子 100g	制首乌 200g
灵芝草 150g	潞党参 200g	炒白术 120g	生甘草 50g
北黄芪 300g	全当归 150g	炒白芍 120g	大川芎 100g
巴戟肉 150g	补骨脂 200g	肉苁蓉 150g	淫羊藿 200g
绞股蓝 300g	怀牛膝 150g	桑椹子 200g	紫丹参 200g
北沙参 150g	广木香 100g	阳春砂 50g	生晒参 120g
西洋参 120g	鳖甲胶 250g	龟甲胶 250g	特级石斛 60g
木糖醇 500g	黄酒 500g		

上药炼膏，分早晚各一匙，开水冲服，服法宜忌同上。

按语：本案患者为退休教师，年逾古稀，肾气始衰，阴阳失和，加之长期伏案劳作，思虑伤脾，致脾气虚弱，气虚运化水湿无权，痰浊、瘀毒内生，故见神疲乏力、血糖偏高。治疗上当以知柏地黄汤合枸杞子、菊花为主方补益肝肾，四君子汤为辅以健脾益气。方中配有女贞子、旱莲草药对，乃出自明·王肯堂《证治准绳》"二至丸"之义。女贞子味甘苦，性凉，女贞之果色红黑，状若肾形，冬采收，主入肝和肾经，滋补肝肾、健腰强膝、乌须黑发、明目利耳；旱莲草味甘酸，性寒，归肝、肾经，滋补肝肾、促发眉生、凉血止血。二药伍用，同奏滋养肝肾、清泄相火之效。方中尚有泽兰叶、川牛膝等药，为王师多年临证所得。泽兰叶味苦辛，性微温，叶绿对生有短柄，端尖边锯长圆形，主入肝、脾经，辛散苦泄温通，行而不峻，善活血调经、祛瘀消痈、利水消肿；川牛膝味苦甘酸，性平，主根圆柱皮色棕，待冬苗枯时采挖，入肝、肾经，性善下行，活血通经、利水通淋、引火（血）下行、补肝肾、强筋骨。两药合用，共奏活血通络、利湿散结、利尿通淋、引火下行之效。然患者脾胃虚弱，传统膏方药味厚重，恐黏腻难化，故投以少量广木香、阳春砂、鸡内金等药助运消导药，利于脾胃运化，使补而不腻，疗效更彰。膏人相宜，药证合拍，终获良效。

病案 5

姚某，女，69 岁，退休工人。偏颇体质。有糖尿病、慢性支气管炎病史。刻诊：迎风受冷，干咳少痰，烘热汗出，畏寒怕冷，目干而涩，口干多饮，腰腿酸痛。胃纳可，大便尚调，尿黄浊臭。苔薄黄燥，质偏红，脉弦细滑。此乃肝肾阴虚，胃经燥热，肺脾两虚，营卫失和之证。治拟滋阴潜阳、清心导赤、养阴生津、调和营卫为法。予以滋膏调体。

处方：

肥知母 120g	川黄柏 100g	生地黄 200g	怀山药 200g
山茱萸 100g	粉丹皮 100g	白茯苓 100g	建泽泻 100g
生石膏 150g	川黄连 50g	乌玄参 150g	茅苍术 100g
冬桑叶 150g	女贞子 150g	旱莲草 100g	枸杞子 200g
白菊花 100g	连翘 150g	赤小豆 150g	淡竹叶 120g
焦山栀 100g	北黄芪 200g	炒白术 120g	北防风 100g
天门冬 120g	麦门冬 120g	北沙参 150g	石斛 120g
紫苏子 100g	白芥子 100g	莱菔子 300g	广陈皮 120g
鸡内金 120g	生晒参 100g	西洋参 100g	鳖甲胶 90g
龟甲胶 90g	真阿胶 250g	木糖醇 500g	黄酒 500g

上药炼膏，分早晚各一匙，开水送服，忌食生冷、海鲜、油腻、生萝卜之品，遇感冒、腹泻、食滞则停服，待上症罢则继续服之。

二诊：2014 年 12 月 3 日。

偏颇体质。素有"慢性支气管炎"及"糖尿病"病史。刻诊：神疲少气，咳嗽气喘，痰出泡沫，头晕腰酸，四肢麻木，腓肠肌痉挛，大便黏滞，矢气则舒，夜尿频数。苔薄白，质淡红，脉弦细滑。此乃肺肾两虚，痰阻气道，脉络失养，腑气不畅之证。经去冬滋膏调体，膏人相宜，药证合拍，继予补肺纳肾、滋阴和阳、养血和络、止咳平喘为法。

处方：

肥知母 100g	川黄柏 90g	生地黄 120g	粉丹皮 100g
建泽泻 100g	白茯苓 120g	怀山药 200g	山茱萸 120g
桑螵蛸 120g	益智仁 150g	乌玄参 120g	茅苍术 120g
紫苏子 120g	白芥子 100g	莱菔子 150g	葶苈子 100g
广地龙 120g	太子参 120g	北黄芪 200g	全当归 120g
天麦冬各 120g	五味子 70g	生葛根 200g	川黄连 90g
条黄芩 120g	冬桑叶 100g	天花粉 200g	炒白芍 200g
宣木瓜 150g	枸杞子 150g	白菊花 120g	生石膏 200g
广木香 100g	槟榔子 150g	阳春砂 50g	生晒参 100g
西洋参 100g	鳖甲胶 200g	龟甲胶 200g	木糖醇 400g
黄酒 500g			

上药炼膏，分早晚各一匙，开水送服，忌食生冷、海鲜、油腻、生萝卜之品，遇感冒、腹泻、食滞则停服，待上症罢则继续服之。

三诊：2015 年 12 月 5 日。

偏颇体质。有"糖尿病""慢性支气管炎"病史。经两冬滋膏调体，症状缓解，体质有增。刻诊：咳喘痰白，口干而燥，头痛眩晕，偶有腓肠肌痉挛，目干糊。胃纳可，二便调。苔薄白，质暗红，脉弦细。治拟滋阴潜阳、清胃生津、止咳平喘为法。予以滋膏再调。

处方：

肥知母 100g	川黄柏 100g	生地黄 150g	怀山药 300g
山萸肉 120g	粉丹皮 100g	白茯苓 100g	建泽泻 100g
乌玄参 200g	茅苍术 120g	生石膏 300g	川黄连 90g
冬桑叶 150g	女贞子 200g	旱莲草 150g	枸杞子 200g
白菊花 90g	淡竹叶 100g	焦栀子 120g	北黄芪 300g
炒白术 120g	北防风 100g	天门冬 150g	麦门冬 150g
五味子 100g	宣木瓜 150g	炒白芍 200g	紫苏子 100g
白芥子 100g	莱菔子 200g	葶苈子 100g	生晒参 100g
西洋参 100g	鳖甲胶 90g	龟甲胶 90g	真阿胶 250g
木糖醇 500g	黄酒 500g		

上药炼膏，分早晚各一匙，开水送服，忌食生冷、海鲜、油腻、生萝卜之

品，遇感冒、腹泻、食滞则停服，待上症罢则继续服之。

按语：本案患者老年女性，年近古稀，既往有"糖尿病""慢性支气管炎"等病史，一体多病，病机复杂。四诊合参，此乃肝肾阴虚，肺脾两虚，营卫失和，胃经燥热之证。当治拟滋阴潜阳、清心导赤、养阴生津、调和营卫为法。方中以知柏地黄汤滋阴潜阳，玉屏风散益气固表、调和营卫，自拟消渴降糖饮（黄连、黄芩、玄参、苍术、石膏、桑叶、天花粉等）养阴生津润燥，淡竹叶、焦栀子、连翘、赤小豆清心导赤。其中黄连味苦性寒，根茎色黄连珠状，有苦难言药效强，主入心、脾、胃、胆和大肠经，大苦大寒，入心泻火，清热燥湿，尤清中焦湿热为宜。王师常以苍术、玄参相伍，用于糖尿病、糖耐量异常等。苍术味辛苦，性温，根茎肥大结节状，春秋采挖多野生，主入脾、胃和肝经，辛散苦燥，燥湿健脾，祛风散寒。玄参味甘苦咸，性微寒，根若纺锤茎四棱，冬季叶枯来采挖，归肺、胃、肾经，滋阴润燥、清热解毒、泻火凉血、软坚散结。二药伍用，一燥一润，一开一合，共奏健脾养阴、化浊降糖之效。至于患者咳喘痰白，腓肠肌痉挛，乃肺气不宣、筋脉不舒之故，故佐以三子养亲汤降气平喘、化痰消食，白芍、木瓜等药养阴舒筋。故药证合拍，经滋膏调体，症状缓解，体质有增。

病案 6

陈某，男，55 岁，企业家。偏颇体质。有糖尿病史，经服西药血糖控制理想。刻诊：神疲乏力，皮肤瘙痒，口干欲饮，二便调。苔薄黄，质偏红，脉弦细滑。此乃肝肾阴虚，肝阳偏旺，湿热偏盛之证。治拟滋阴潜阳、生津润燥、利湿通络。予以滋膏调体。

处方：

肥知母 120g	川黄柏 100g	怀山药 200g	生地黄 200g
山萸肉 120g	粉丹皮 120g	白茯苓 100g	建泽泻 120g
乌玄参 150g	茅苍术 150g	天花粉 200g	石斛 150g
淡竹叶 150g	生石膏 200g	冬桑叶 200g	枸杞子 200g
白菊花 150g	北沙参 150g	天麦冬各 150g	薏苡仁 300g
白扁豆 300g	川草薢 200g	滑石粉 120g	生甘草 50g
焦山栀 120g	全当归 150g	北黄芪 150g	鸡内金 150g
广木香 100g	六神曲 120g	阳春砂 50g	生晒参 150g
西洋参 300g	鳖甲胶 300g	真阿胶 200g	木糖醇 500g
黄酒 250g			

上药炼膏，分早晚各一匙，开水送服，忌食生冷、海鲜、油腻、生萝卜之品，遇感冒、腹泻、食滞则停服，待上症罢则继续服之。

二诊：2012年11月28日。

偏颇体质。肝肾阴虚，肝阳偏旺，湿热内阻。有糖尿病、脂肪肝史。经去冬滋膏调体，自觉体质有增，症状改善。但觉皮肤瘙痒、唇干目糊，寐香，纳常，二便调。苔薄黄，质淡红，脉弦细。治拟补肝益肾、滋阴潜阳、清利湿热。予以滋膏调体。

处方：

肥知母 100g	川黄柏 100g	怀山药 150g	生地黄 180g
山萸肉 100g	粉丹皮 100g	白茯苓 100g	建泽泻 100g
枸杞子 200g	女贞子 200g	旱莲草 150g	北沙参 150g
天门冬 150g	麦门冬 150g	制首乌 200g	灵芝草 150g
石斛 120g	乌玄参 150g	茅苍术 120g	冬桑叶 150g
生石膏 300g	薏苡仁 300g	鸡内金 300g	生山楂 300g
六神曲 120g	广木香 100g	阳春砂 50g	生晒参 100g
西洋参 100g	鳖甲胶 500g	木糖醇 400g	黄酒 500g

上药炼膏，分早晚各一匙，开水送服，忌食生冷、海鲜、油腻、生萝卜之品，遇感冒、腹泻、食滞则停服，待上症罢则继续服之。

三诊：2013年12月2日。

偏颇体质。肝肾阴虚，肝阳偏旺，湿热内阻。有糖尿病、脂肪肝史。经两冬滋膏调体，自觉体质有增，症状改善。但觉皮肤瘙痒、唇干目糊，寐香，纳常，二便调。苔薄黄，质淡红，脉弦细。治拟补肝益肾、滋阴潜阳、清利湿热。予以滋膏调体。

处方：

肥知母 100g	川黄柏 100g	怀山药 150g	生地黄 180g
山萸肉 100g	粉丹皮 100g	白茯苓 100g	建泽泻 100g
枸杞子 200g	女贞子 200g	旱莲草 150g	北沙参 150g
天门冬 150g	麦门冬 150g	制首乌 200g	灵芝草 150g
石斛 120g	乌玄参 150g	茅苍术 120g	冬桑叶 150g
生石膏 300g	薏苡仁 300g	鸡内金 300g	生山楂 300g
六神曲 120g	广木香 100g	阳春砂 50g	生晒参 100g
西洋参 100g	鳖甲胶 500g	木糖醇 400g	黄酒 500g

上药炼膏，分早晚各一匙，开水送服，忌食生冷、海鲜、油腻、生萝卜之

品，遇感冒、腹泻、食滞则停服，待上症罢则继续服之。

四诊：2014年12月3日。

偏颇体质。有糖尿病、脂肪肝史。经服西药降糖，血糖控制理想，血压、血脂正常。刻诊：神疲乏力，口唇干燥，偶有出血，胃纳可，二便调，寐安。苔薄白，质淡红，边齿印，脉细滑。此乃肝肾阴虚，脾气虚弱之证。当拟滋肝养肾、健脾益气为法。继予滋膏调体。

处方：

肥知母 120g	川黄柏 100g	怀山药 300g	生地黄 150g
山萸肉 120g	粉丹皮 100g	白茯苓 100g	建泽泻 100g
北黄芪 200g	全当归 120g	天门冬 150g	麦门冬 150g
大川芎 100g	炒白芍 120g	太子参 150g	炒白术 120g
生甘草 50g	乌玄参 200g	茅苍术 150g	粉葛根 200g
天花粉 300g	冬桑叶 120g	制黄精 150g	制玉竹 150g
制首乌 200g	灵芝草 150g	薏苡仁 300g	广陈皮 120g
生山楂 200g	紫丹参 300g	炒麦芽 300g	生晒参 100g
西洋参 100g	鳖甲胶 200g	龟甲胶 150g	木糖醇 400g
黄酒 500g			

上药炼膏，分早晚各一匙，开水送服，忌食生冷、海鲜、油腻、生萝卜之品，遇感冒、腹泻、食滞则停服，待上症罢则继续服之。

按语： 本案患者素体阴虚肝旺，加之创业艰难，迫于应酬，多食肥甘油腻膏粱之物，损伤脾胃，脾胃运化失司，湿阻中焦，以致升降失司，水湿潴留，郁久化热，终成肝肾阴虚、湿热内蕴之证，日久常有虚实混杂、寒热互兼、夹瘀入络、损及多脏之象，病情恐有多变。故见神疲乏力、目干涩糊等症，体检发现血糖升高及脂肪肝。治疗上当审症求因，治滋阴潜阳、生津润燥、利湿通络之剂直达病所，佐以薏苡仁、山楂、丹参、鸡内金等药以化瘀泄浊，取自拟降浊合剂之义。膏人相宜，诸症皆瘥。

病案7

范某，女，54岁，2015年11月19日就诊。偏颇体质。平素多思善虑，夜寐不安。当属心肝血虚，气机郁滞，胃失和降之证。有糖尿病病史，目前胰岛素治疗，血糖理想控制，另有高血压、颈椎病病史。刻诊：偶有头痛反酸，颈肩酸痛，便不成形，胃纳可，夜寐欠安。苔薄净，质稍红，脉弦细。趁此岁暮冬寒之季，予以养血宁心、疏气和胃之滋膏清调。

处方：

酸枣仁 100g	淮小麦 100g	白茯苓 100g	大麦冬 100g
野百合 100g	焦山栀 100g	六神曲 100g	制香附 100g
大川芎 70g	紫丹参 120g	乌玄参 100g	茅苍术 100g
广陈皮 100g	川黄连 50g	制半夏 100g	炒枳壳 100g
生甘草 50g	枸杞子 100g	白菊花 90g	石决明 200g
明天麻 100g	嫩黄芩 100g	桑寄生 100g	怀山药 100g
北黄芪 150g	全当归 100g	广木香 100g	阳春砂 50g
生晒参 100g	西洋参 100g	鳖甲胶 200g	龟甲胶 200g
木糖醇 500g	黄酒 250g		

上药炼膏，分早晚各一匙，开水送服，忌食生冷、海鲜、油腻、生萝卜之品，遇感冒、腹泻、食滞则停服，待上症罢则继续服之。

按语：本案患者为中老年女性，年逾更年，天癸已绝。平素多思善虑，夜寐欠佳，属心肝血虚，气机郁滞，胃失和降之证。对该类患者，王师常言：中药的降糖作用是综合性的，临床用药不可专执滋阴清热苦寒，更应注重气机调畅，推动脏腑气化功能，才能取得良效。对于这类患者，王师往往并不一味着眼于降糖治疗，而是从调畅情志入手，自拟宁心舒情汤加减，以养血宁心、疏气达郁。方中以酸枣仁安神益肝养心为主，川芎调血以助枣仁养心，茯苓化痰宁心，以助枣仁安神，取"酸枣仁汤之义也"。青龙齿重镇安神，淮小麦善于养心以宁神志，麦冬可清心生津液，百合有清心宁神止渴之功，另取越鞠丸以行气解郁。诸药合用可起到宁心安神、行气解郁之功效。随访多年，患者血糖控制稳定，经冬膏调体后，夜寐改善，体质有增。

病案 8

费某，男，58 岁，工人。2015 年 11 月 26 日来诊。偏颇体质。有甲状腺结节、尿酸偏高、血糖临界史。刻诊：时有神疲乏力，目糊干涩，腰膝酸软，大便黏腻不畅，小便黄赤，纳寐尚可。舌质淡胖，边齿痕，苔白腻，脉弦滑。病属消渴病前驱期，辨证属阴虚湿热，痰瘀互结。前经汤药调体，症状显减，体质有增，阴阳趋衡。趁冬令封藏之季，继以滋膏清调，以期祛病纠偏，俾寿而康。

处方：

枸杞子 120g	桑椹子 120g	女贞子 150g	旱莲草 100g
生山楂 150g	紫丹参 150g	制首乌 150g	怀牛膝 100g

薏苡仁 200g	生鸡内金 120g	川草薢 120g	滑石粉 100g
生甘草 50g	北黄芪 150g	汉防己 100g	茅苍术 100g
炒白芍 120g	双钩藤 100g	猫爪草 120g	山慈菇 100g
制半夏 100g	决明子 100g	绞股蓝 150g	猪苓 100g
白茯苓 100g	建泽泻 100g	绵茵陈 150g	广陈皮 100g
广木香 100g	阳春砂 50g	生晒参 100g	西洋参 100g
鳖甲胶 500g	木糖醇 500g	黄酒 500g	

上药炼膏，分早晚各一匙，开水送服，忌食生冷、海鲜、油腻、生萝卜之品，遇感冒、腹泻、食滞则停服，待上症罢则继续服之。

按语： 本案患者年近花甲，既往有甲状腺结节、尿酸偏高、血糖临界史等病史。症见神疲乏力，目糊干涩，腰膝酸软，大便黏腻不畅，小便黄赤等，病属消渴病前驱期，证属阴虚湿热，痰瘀互结。治疗当拟滋阴清热利湿、化痰散瘀泄浊之剂直达病所。膏中自拟降浊合剂以化痰散瘀泄浊，茵陈五苓散合六一散清热利湿，枸杞子、桑椹子、二至丸等滋阴清热，佐以猫爪草、山慈菇以软坚散结。该患者随诊多年，血糖控制、尿酸及甲状腺结节稳定，诸症渐愈，疗效颇佳。

病案 9

戚某，男，47 岁，农民。2012 年 11 月 20 日初诊。偏颇体质。有糖尿病病史 8 年，已用胰岛素，血糖控制理想。刻诊：腰脊酸疼，尿有泡沫，四肢麻冷，夜寐香，大便调。苔薄黄，质暗淡胖，边齿印，脉沉细滑。此乃肝肾阴虚，脉络受损之证。治拟补肝益肾、和营通脉。予以滋膏调体。

处方：

肥知母 120g	川黄柏 100g	生地黄 200g	怀山药 200g
山萸肉 120g	粉丹皮 120g	白茯苓 120g	建泽泻 120g
乌玄参 150g	茅苍术 150g	北黄芪 200g	全当归 200g
冬桑叶 200g	枸杞子 300g	制首乌 200g	女贞子 300g
旱莲草 150g	桑椹子 300g	益智仁 150g	金樱子 150g
怀牛膝 150g	六神曲 120g	鸡内金 150g	广木香 100g
阳春砂 60g	生晒参 200g	西洋参 300g	鳖甲胶 300g
真阿胶 200g	木糖醇 500g	黄酒 250g	

上药炼膏，分早晚各一匙，开水送服，忌食生冷、海鲜、油腻、生萝卜之品，遇感冒、腹泻、食滞则停服，待上症罢则继续服之。

二诊：2013 年 11 月 19 日。

偏颇体质。有糖尿病病史 9 年，已停用胰岛素，只服诺和龙、拜糖平，血糖控制理想。经去冬滋膏调体，阴阳趋衡，五脏安和，体质有增，症状改善。苔薄黄，质稍红，脉细滑。治拟滋肝益肾、和营通脉为法。予以滋膏调体。

处方：

肥知母 120g	川黄柏 100g	生地黄 200g	怀山药 200g
山萸肉 120g	粉丹皮 120g	白茯苓 120g	建泽泻 120g
乌玄参 150g	茅苍术 150g	北黄芪 200g	全当归 200g
冬桑叶 200g	枸杞子 300g	制首乌 200g	女贞子 300g
旱莲草 150g	桑椹子 300g	益智仁 150g	金樱子 150g
莲子肉 30g	六神曲 120g	鸡内金 150g	广木香 100g
阳春砂 50g	生晒参 100g	西洋参 100g	鳖甲胶 90g
龟甲胶 90g	真阿胶 250g	木糖醇 500g	黄酒 500g

上药炼膏，分早晚各一匙，开水送服，忌食生冷、海鲜、油腻、生萝卜之品，遇感冒、腹泻、食滞则停服，待上症罢则继续服之。

三诊：2014 年 12 月 2 日。

偏颇体质。有糖尿病病史 10 年，空腹血糖 10.2mmol/L，糖化血红蛋白 6.4%。刻诊：口干欲饮，饥饿欲食，腰酸乏力，胃纳可，大便调，小便多，寐安。苔薄净，质淡胖，脉细虚。已经两冬滋膏调体，症状改善，病情稳定。继以滋膏调体。

处方：

肥知母 120g	川黄柏 100g	生地黄 200g	怀山药 300g
山茱萸 120g	粉丹皮 120g	白茯苓 120g	建泽泻 120g
乌玄参 200g	茅苍术 150g	北黄芪 300g	全当归 120g
冬桑叶 200g	枸杞子 200g	制首乌 200g	女贞子 300g
旱莲草 150g	桑椹子 300g	益智仁 150g	金樱子 150g
川黄连 60g	薏苡仁 300g	莲子肉 300g	六神曲 120g
鸡内金 150g	广木香 100g	阳春砂 50g	生晒参 100g
西洋参 100g	鳖甲胶 100g	龟甲胶 100g	真阿胶 150g
木糖醇 400g	黄酒 500g		

上药炼膏，分早晚各一匙，开水送服，忌食生冷、海鲜、油腻、生萝卜之品，遇感冒、腹泻、食滞则停服，待上症罢则继续服之。

四诊：2015 年 11 月 30 日。

偏颇体质。有糖尿病病史 10 年余。刻下：口干欲饮，饥饿欲食，腰酸乏力，胃纳可，大便调，小便多，寐安。苔薄净，质淡胖，脉细虚。经三冬滋膏调体，症状改善，病情稳定。继以滋膏调体。

处方：

肥知母 120g	川黄柏 100g	生地黄 200g	怀山药 300g
山萸肉 120g	粉丹皮 120g	白茯苓 120g	建泽泻 120g
乌玄参 200g	茅苍术 150g	北黄芪 300g	全当归 120g
冬桑叶 200g	枸杞子 200g	制首乌 200g	女贞子 300g
旱莲草 150g	桑椹子 300g	益智仁 150g	金樱子 150g
川黄连 60g	薏苡仁 300g	莲子肉 300g	六神曲 120g
鸡内金 150g	广木香 100g	阳春砂 50g	生晒参 100g
西洋参 100g	鳖甲胶 100g	龟甲胶 100g	真阿胶 150g
木糖醇 400g	黄酒 500g		

上药炼膏，分早晚各一匙，开水送服，忌食生冷、海鲜、油腻、生萝卜之品，遇感冒、腹泻、食滞则停服，待上症罢则继续服之。

按语： 本案患者为中年男性，素体肝肾精亏，加之长期田地劳作，损伤脉络，故见腰脊酸疼、尿有泡沫、四肢麻冷之症，此乃肝肾阴虚，脉络受损之证。故方中投以知柏地黄汤合黄芪、当归为主方以滋补肝肾、和营通脉，金樱子、益智仁固肾缩尿，并佐以玄参、苍术，二药伍用，一润一燥，一开一阖，共奏健脾养阴、化浊降糖之效。三诊、四诊时，患者症见口干饥饿明显，故加用少许黄连清化湿热，以除中上焦之湿热。患者随诊监测，血糖平稳达标，诸症渐愈，疗效颇佳。

参考文献

［1］黄利兵，陈霞波，齐方洲，等．基于数据挖掘法的王晖教授治疗糖尿病用药规律研究［J］．浙江中医药大学学报，2018，42（01）：55-59+63.

［2］顾颖杰，陈霞波，周开，等．王晖运用膏方治疗糖尿病之经验［J］．江苏中医药，2018，50（01）：21-23.

［3］姜宏伟，马伟明，康年松，等．王晖调体脱敏汤辨治过敏体质［J］．实用中医内科杂志，2017，31（07）：11-13.

［4］张业，陈霞波，周开，等．《素问玄机原病式》"亢害承制"理论的临床意义［J］．浙江中医杂志，2016，51（04）：237-238.

［5］顾颖杰，王晖．代谢综合征中医病因病机初探［J］．浙江中医药大学学报，2015，39（01）：22-23+27.

［6］金汀龙，陈霞波，王晖．王晖从肝论治痤疮经验［J］．浙江中医药大学学报，2015，39（01）：30-31.

［7］顾颖杰，王晖．《内经》气化理论在糖尿病肾病中的临床应用［J］．新中医，2014，46（10）：1-4.

［8］龚文波，王晖．中医气化模型的理论基础与应用探讨［J］．浙江中医药大学学报，2014，38（03）：255-258.

［9］王建康，陈霞波，唐可伟，等．仲景消渴学说在糖尿病治疗中的运用［J］．浙江中医药大学学报，2013，37（12）：1389-1391.

［10］陈靓．王晖主任中医师因时养生三调法阐介［A］．中华中医药学会．"新成果·新进展·新突破"中华中医药学会2013年学术年会、第三次中华中医药科技成果论坛论文集［C］．中华中医药学会：中华中医药学会，2013：4.

［11］龚文波．中医气化模型的理论基础与应用探讨［A］．中华中医药学会．"新成果·新进展·新突破"中华中医药学会2013年学术年会、第三次中华中医药科技成果论坛论文集［C］．中华中医药学会：中华中医药学会，2013：4.

［12］韩晶晶，陈霞波，王健康，等．王晖"三和汤"治疗心身疾病的理论依据及临床应用［J］．中华中医药学刊，2013，31（10）：2138-2140.

［13］陈靓，陈霞波，王建康，等．王晖主任中医师五行体质各阶段生理病理探析［J］．中华中医药学刊，2013，31（10）：2153-2155.

［14］陈靓，陈霞波，王建康，等. 王晖主任中医师素膏四调法理论的证治经验
　　　［J］. 中华中医药杂志，2013，28（11）：3262-3264.

［15］冯鑫鑫，陈霞波，周开，等. 王晖主任医师"因时制宜"临床论治理论探析
　　　［J］. 中华中医药学刊，2013，31（09）：1853-1854.

［16］顾颖杰，陈霞波，周开，等. 王晖女性更年期综合征分型证治经验［J］. 中
　　　华中医药学刊，2013，31（08）：1661-1663.

［17］陈霞波，杨立波，王建康，等. 王晖经方组合及药对临床应用经验举隅［J］.
　　　中医杂志，2013，54（14）：1192-1193.

［18］陈霞波，康年松，周开，等. 王晖对病机理论的探讨及应用［J］. 浙江中医
　　　杂志，2013，48（07）：472-473.

［19］刘高川，唐可伟，王晖. 王晖论治情志病经验［J］. 浙江中西医结合杂志，
　　　2013，23（06）：428-429.

［20］杨立波，唐可伟，王晖. 王晖运用滋阴养火法治疗围绝经期综合征经验［J］.
　　　浙江中医杂志，2013，48（05）：313-314.

［21］陈霞波，张业，周开，等. 略论中医学"气化之道"［J］. 中医杂志，2012，
　　　53（23）：2057-2058.

［22］顾颖杰. 王晖名老中医糖尿病膏方调补经验［A］. 中国中西医结合学会.
　　　5TH 全国中西医结合内分泌代谢病学术大会暨糖尿病论坛论文集［C］. 中国
　　　中西医结合学会：中华中医药学会糖尿病分会，2012：3.

［23］叶蓉，唐可伟，王晖. 王晖老师膏方调体治病经验［J］. 浙江中医药大学学
　　　报，2012，36（08）：865-866.

［24］叶蓉，唐可伟，王晖. 王晖辨治阴虚湿热体质病证的经验［J］. 浙江中医杂
　　　志，2012，47（05）：313-314.

［25］周月月，陈霞波，王晖. 王晖运用滋阴养火法验案举隅［J］. 浙江中医杂
　　　志，2012，47（02）：140-141.

［26］唐可伟，孙丹鹤，王晖. 王晖一体多病辨治经验撷菁［J］. 浙江中医杂志，
　　　2011，46（12）：864-865.

［27］龚文波. 从《内经》气化理论谈糖耐量低减的辨证论治［A］. 中华中医药学
　　　会（China Association of Chinese Medicine）. 第十二届全国中医糖尿病大会论
　　　文汇编［C］. 中华中医药学会（China Association of Chinese Medicine）：中华
　　　中医药学会糖尿病分会，2010：3.

［28］龚文波，王晖. 从《内经》气化理论谈糖耐量低减的辨证论治［J］. 浙江中
　　　医杂志，2010，45（06）：396-397.

［29］周开，龚文波，苏琼，等．运用中医体质理论分期辨治 2 型糖尿病心得［J］．江苏中医药，2010，42（03）：30-32.

［30］龚文波，陈霞波，周建扬，等．正糖钳技术观察降浊合剂对大鼠胰岛素敏感性的影响［J］．浙江中医药大学学报，2010，34（02）：144-145.

［31］范佳莹，王晖．王晖降浊合剂治疗气虚痰浊体质病证的临床经验［J］．浙江中医杂志，2009，44（12）：866-867.

［32］赵文娟，王晖．从三和汤谈王晖辨治思路［J］．中医药临床杂志，2009，21（06）：490-491.

［33］唐可伟，王晖．王晖辨治寒热虚实夹杂证经验初探［J］．中医药临床杂志，2009，21（06）：495-496.

［34］苏琼，王晖．王晖从肝调治血虚气郁体质病证的经验［J］．浙江中医杂志，2009，44（08）：551-552.

［35］龚文波．降浊合剂对 Wistar 大鼠胰岛素敏感性的影响［A］．中华中医药学会．第四届国际中医糖尿病大会论文汇编［C］．中华中医药学会：中华中医药学会糖尿病分会，2009：6.

［36］应爱飞，苏琼，王晖．王晖辨治特禀体质营卫失和证的经验［J］．浙江中医杂志，2009，44（06）：409.

［37］应爱飞，王晖．王晖妙用黄连温胆汤之经验举隅［J］．浙江中医药大学学报，2009，33（02）：225-226.

［38］周开，龚文波，周建扬，等．降浊合剂对 MSG 肥胖大鼠糖脂代谢的影响［J］．中国中西医结合杂志，2008（11）：1014-1017.

［39］陈霞波．正糖钳技术观察降浊合剂对大鼠胰岛素敏感性的影响［A］．中国中西医结合学会内分泌专业委员会．首届国际中西医结合内分泌代谢病学术大会暨糖尿病论坛论文集［C］．中国中西医结合学会内分泌专业委员会：中国中西医结合学会，2008：4.

［40］王晖，周建扬，陈霞波，等．降浊合剂治疗气虚痰浊型 2 型糖尿病 66 例临床研究［J］．中医杂志，2007（09）：803-805.

［41］龚文波，陈霞波，周开，等．王晖运用《内经》气病理论治疗糖尿病的经验［J］．中医杂志，2006（11）：818-820.

［42］周建扬，王晖，陈霞波，等．消糖合剂用于 2 型糖尿病患者撤减降糖西药的临床观察［J］．浙江中医杂志，2006（11）：667.

［43］王晖．降浊合剂对 MSG 肥胖大鼠的影响［A］．浙江省中西医结合学会糖尿病专业委员会．浙江省中西医结合学会糖尿病专业委员会第一次学术会议材

料汇编［C］. 浙江省中西医结合学会糖尿病专业委员会：浙江省科学技术协会，2006：5.

［44］王晖，马伟明，陈笑腾，等. 瘦素、胰岛素样生长因子－Ⅰ与阴虚热盛、气阴两虚型 2 型糖尿病关系的探讨［J］. 中国中医药科技，2006（04）：211-212.

［45］王建康，陈霞波，周开，等. 王晖运用三和汤之经验［J］. 浙江中医杂志，2006（07）：377-378.

［46］陈霞波，王晖，周建扬，等. 2 型糖尿病气虚痰浊型与胰岛素抵抗的相关性研究［J］. 中医药临床杂志，2006（03）：255-256.

［47］王晖. 降浊合剂对肥胖气虚痰浊型 2 型糖尿病的研究［A］. 浙江省医学会内分泌学分会. 2005 年浙江省内分泌学术会议论文汇编［C］. 浙江省医学会内分泌学分会：浙江省科学技术协会，2005：2.

［48］王晖，陈霞波，周建扬，等. 浅论糖尿病各阶段的中医病机［J］. 中医杂志，2004（02）：157.

［49］周建扬，王晖. 糖尿病从肝论治举隅［J］. 中国医药学报，2003（07）：427-428.

［50］陈霞波，王晖. 降浊合剂对肥胖型 2 型糖尿病血糖及胰岛素抵抗的影响［J］. 中医杂志，2002（11）：845.

［51］王晖，王建康. 论气学理论在指导医疗实践中的地位［J］. 浙江中医杂志，2000（10）：27-30.

［52］王晖，王健康. 糖尿病辨证论治新识［J］. 中医杂志，1999（08）：507-508.

［53］王晖，王建康. 敛补肝气法治疗更年期综合征探讨［J］. 浙江中医学院学报，1997（01）：18.

［54］王晖. 肺脾肾理论在糖尿病中的应用［J］. 中国医药学报，1994（02）：55.

［55］王晖，王健康. 《内经》"气和阴阳"理论的临床运用［J］. 四川中医，1993（07）：22-23.